D1571669

PIERDE
PESO
y gana salud

PILAR RODRIGÁÑEZ

PIERDE PESO
y gana salud

Grijalbo

Primera edición: junio de 2019

© 2019, Pilar Rodrigáñez
© 2019, Penguin Random House Grupo Editorial, S. A. U.
Travessera de Gràcia, 47-49. 08021 Barcelona

Printed in Spain – Impreso en España

ISBN: 978-84-253-5708-4

Depósito legal: B-5.301-2019

Compuesto en Pleca Digital, S. L. U.

Impreso en Reinbook Serveis Gràfics, S. L.
Polinyà (Barcelona)

GR 5 7 0 8 4

Penguin
Random House
Grupo Editorial

*A todas las personas que habéis decidido
dar el paso hacia la alimentación sana, espero
poder aportaros mi granito de arena*

Índice

Prólogo

Los primeros días te dolerá la cabeza o te costará ir al baño. Con el curso **Pierde peso y gana salud**, creado el año 2017 en formato online, desde las revistas digitales *etselquemenges.cat/soycomocomo.es* y con la dietista y amiga Pilar Rodrigáñez, me sucedió todo esto, como a tanta otra gente. El segundo día me dolía mucho la cabeza y tenía estreñimiento. Y pensé: cojonudo. Esto funciona. Quiere decir que alguna cosa está cambiando dentro de mí. Dejar de comer tanta glucosa, es decir, hidratos de carbono de los que no nos interesan, como dice Pilar, es una de las consecuencias del dolor de cabeza. Aunque en mis platos el arroz fuera integral y el pan también, cuando notas que necesitas perder dos o tres kilos y prestas atención a todas las ingestas del día, te das cuenta de que comemos demasiado, sobre todo en relación con lo que quemamos, y que esto tiene consecuencias en la salud y no solo en la báscula.

Ahora hace tres años, cuando ideamos la primera edición de **Pierde peso y gana salud** en *etselquemenges* y que, edición tras edición, siguen centenares de alumnos, sabíamos que probablemente mucha gente come más de lo que debería y que numerosas personas han hecho infinidad de dietas, han abandonado o han sufrido los efectos rebote. Pero como las dietas milagrosas enganchan, nos preguntábamos si la gente que quiere perder peso sería capaz de comer de manera saludable, tener paciencia y, lo más importante, si entendería qué hábitos estamos promoviendo y tienen que incorporarse para siempre. Nosotras no creíamos en dietas como tal; creíamos en una manera de comer, que si la sigues los 365 días del año no será necesario estar nunca a dieta. Y lo conseguimos. La gente quería perder peso pero también quería ganar salud, entender cómo mantenerse después, y nos dio su confianza y fue muy bien.

Los 4.000 alumnos que ya han hecho el Pierde peso y gana salud en *etselquemenges.cat* **y** *soycomocomo.es* han obtenido muy buenos resultados, han perdido peso incluso con cierta rapidez, han probado nuevas recetas, han tenido el acompañamiento y la calidez de Pilar que les ha resuelto dudas en todo momento y, sobre todo, y nos lo siguen explicando, han descubierto admirados una nueva manera de comer, con nuevos ingredientes, nuevas cocciones, nuevas combinaciones y un nuevo formato de platos buenos y atractivos. Por eso triunfan y mantienen el hábito para ellos y sus familias después del menú de 10 días que les proponemos.

De hecho, el **Pierde Peso** ha llegado a tanta gente que hemos conseguido que en sus casas entren alimentos que a menudo difundimos pero que mucha gente descubre con nosotras y que ahora descubriréis vosotros como lectores, además de desmentiros ciertas creencias de algunos alimentos que no solo no engordan sino que ¡son ideales para perder peso!

Después de estos años y de la experiencia, hoy nos sentimos fuertes y orgullosas de ofreceros el curso en formato de libro, y también como complemento de las ediciones en línea que seguiremos haciendo.

El método es tan práctico y sencillo de aplicar que todo el mundo, cuando nota que ha vuelto a perder el rumbo, se reencuentra con el menú y vuelve a ordenar su despensa y sus platos, y a menudo piensa: ¿por qué he tardado tanto en volver?

Preparaos para descubrir platos increíbles que os harán sentir enérgicos todo el día, con la cabeza clara y en plena forma.

¡Salud y buenos alimentos!

NÚRIA COLL
Directora de *etselquemenges.cat* y
soycomocomo.es

Te doy la bienvenida

Hoy en día, perder peso es uno de los motivos de consulta más frecuentes para un dietista-nutricionista. El tipo de alimentación y los hábitos de vida que llevamos nos están conduciendo a un visible empeoramiento de la composición corporal, que se acompaña de una pérdida de vitalidad y salud y que requiere acción inmediata. Ya no se trata tan solo de vernos mejor, sino de revertir este declive en la calidad de vida y recuperar la energía perdida.

Durante años (y aún en la actualidad) muchos terapeutas han basado sus pautas dietéticas para adelgazar en suprimir grupos de alimentos, realizar grandes esfuerzos y hacer cálculos, imposibles de sostener en el tiempo y que, aunque dan resultados inmediatos, no son más que fracasos a medio plazo. Me canso de escuchar a personas que han hecho mil dietas o que no consiguen adelgazar comiendo a base de ensalada. Y, aún peor, que acaban encontrándose menos saludables y con mayor facilidad para engordar.

Este libro nace de la idea de reunir y ampliar los contenidos del curso Pierde peso y gana salud en un único material para llegar a más gente y expandir los excelentes resultados que conseguimos con el curso. Es un libro que, como gran valor añadido, aborda los temas y cuestiones que han ido surgiendo a lo largo de la experiencia de aplicar el método. Mientras hacíamos el curso, había una comunicación muy fluida entre los alumnos y yo, lo que me permitió entender qué información necesita tener quien sigue este método para perder peso.

A lo largo de sus páginas encontrarás propuestas concretas de alimentación para que puedas perder peso o, mejor dicho, mejorar tu composición corporal, y, a su vez, encontrarte más vital y saludable. Pero la idea no es que aceptes todo lo que te propongo como un acto de fe, sino todo lo contrario: **mi intención es que entiendas por qué, si comes como te propongo, obtienes buenos resultados y, sobre todo, mi objetivo es que incorpores estos hábitos alimenticios como parte de tu vida para siempre**. Verás que la propuesta es sencilla, de sentido común, y también verás que cuando lleves algunas semanas alimentándote bien ya no querrás volver a antiguos hábitos, simplemente porque te sentirás mejor y te gustarás más.

También te apuntaré recetas para que disfrutes con este tipo de alimentación, te daré consejos prácticos para acompañar tu dieta, te presentaré algunos pocos alimentos que (quizá) no conocías pero que vale la pena incorporar porque son ricos y terapéuticos... En fin, encontrarás un montón de recursos que te ayudarán a dar un salto en tu alimentación y en tu salud de manera definitiva.

Mi recomendación es que, en cuanto tengas este libro, pongas manos a la obra: aprovecha el impulso y comienza con el menú que te propongo. Mientras tanto, ve leyendo el libro: cada capítulo dará sentido a lo que ya estás practicando, te permitirá entender y mantener el cambio con convicción y herramientas. Si lees a conciencia, estoy segura de que, cuando hayas acabado los 10 días de menú correspondientes a la época del año en la que te encuentres, te sentirás capaz de elaborar tu propio menú a partir de lo aprendido.

Te deseo que disfrutes aprendiendo y comiendo sano, tanto que luego ya no quieras volver a lo anterior. También espero que pierdas esos kilos que pretendes quitarte de encima y a la vez mejores tu composición corporal y te sientas más vital y feliz.

Ojalá este libro llegue a mucha gente, no solo a aquellos que necesitan perder peso, sino también a todos los que quieran emprender un cambio de alimentación y salud, con conciencia y entendimiento, para encontrarse mejor. La alimentación es una herramienta poderosísima que, si sabemos utilizarla, mejorará nuestra calidad de vida en aspectos y de manera que no podemos ni imaginar.

1.
El sobrepeso es un tema multifactorial

Entender la causa de cualquier problema es el primer gran paso para resolverlo. En este sentido, el sobrepeso no es una excepción. Lo primero que debemos intentar averiguar es por qué hemos llegado a esta situación, pues solo así sabremos qué camino tomar.

A diferencia de lo que se creyó durante años (y de lo que aún defiende la dietética más convencional), **detrás del sobrepeso existe una combinación de factores**. Es decir, el problema no puede explicarse solamente por un desajuste en el balance calórico (comemos más calorías de las que gastamos), sino que, además, existen otros aspectos que también estarían influyendo en el problema. Y que, de hecho, se afectan unos a otros. Conociéndolos, podremos hacer un abordaje más amplio y profundo, que nos permitirá resolver este sobrepeso de manera duradera y mejorar nuestra salud de forma integral. Veamos algunos de los factores que suelen explicar el problema del sobrepeso.

EL FACTOR HORMONAL. Nuestras hormonas constituyen un sistema complejo de envío de señales en el organismo. Algunas de ellas tienen un rol decisivo en la subida o en la pérdida de peso y, más específicamente, en la composición corporal. **La forma en la que el cuerpo procesa, almacena y libera energía está regulada por las hormonas.** Asimismo, las **sensaciones de hambre y saciedad** están reguladas por las hormonas. Y, de modo más indirecto, existen otros factores afectados por ellas, como **el sueño, la salud emocional o el estrés**, que también influyen en la ganancia o pérdida de peso.

Esto quiere decir que conservar el equilibrio hormonal será fundamental para mantener un peso adecuado y un estado de buena salud. Como iremos viendo, la alimentación será clave a la hora de mantener nuestras hormonas equilibradas o desajustadas.

Los mecanismos de acción y regulación hormonales son complejos, y en ellos intervienen unas cuantas hormonas. De todas ellas, las dos grandes protagonistas son la **leptina** y la **insulina**. Estas se encargarán de regular el *set point* o **nivel de grasa de equilibrio**, a través de un **mecanismo de saciedad-hambre, actividad metabólica y gasto-ahorro energético**. Veamos brevemente de qué manera.

Luego de ingerir alimentos, la insulina (hormona secretada por el páncreas) reduce los niveles de azúcar en sangre, que deben mantenerse dentro de un rango estrecho porque, de lo contrario, sería tóxico para nuestro organismo. Primero se ocupará de que el hígado y los músculos capten la glucosa sobrante y la almacenen en forma de glucógeno, que es una reserva de energía. Si los depósitos de glucógeno del hígado y los músculos están llenos y los niveles de glucosa en sangre siguen altos, el páncreas producirá más insulina, provocando que el hígado **convierta parte de esta glucosa en grasa**, que se alojará en nuestro cuerpo y que —también— viajará por el torrente sanguíneo en forma de triglicéridos.

Por otro lado, la leptina es la hormona de la saciedad, que se aloja en las células grasas (adipocitos). Cuando acumulamos más grasa, tenemos más leptina circulando por el torrente sanguíneo y dándole la señal al hipotálamo de reducir el apetito y de estimular la tiroides para que eleve el gasto energético a corto plazo. Y, al revés, si el hipotálamo detecta que hay niveles bajos de leptina, entonces genera mayor sensación de apetito (retrasando la saciedad) y ralentiza la tiroides para minimizar el gasto energético.

Cuando estas hormonas funcionan correctamente, el peso y el porcentaje de grasa corporal se mantienen estables en lo que se denomina *set point*. Esto es algo así como lo que nuestro cerebro (hipotálamo) defiende que debemos tener en situación de equilibrio. Pero este mecanismo puede desajustarse y generar cortocircuitos que nos conduzcan a acumular más grasa de lo que puede considerarse sano desplazando el *set point* o nivel de grasa adecuado (aumentándolo).

La **resistencia a la insulina** y la **resistencia a la leptina** configuran ese escenario en el que se acumula más grasa corporal y circulante, sentimos más hambre y generamos menos gasto energético desplazando nuestro *set point* a un nuevo nivel de grasa, superior, con el que el cerebro está conforme. La resistencia a la insulina puede producirse por diversos factores, siendo el más común una dieta basada en cereales refinados y azúcares que generan sucesivas y bruscas elevaciones de la glucosa en sangre disparando la liberación de insulina, hasta que esta deja de funcionar correctamente.

EL BALANCE CALÓRICO. Esto es tan simple como decir que si tomamos más calorías de las que gastamos, engordamos; y al revés, si sale más de lo que entra, adelgazamos. Nuestra grasa corporal es una reserva energética y solo si hay déficit calórico (gasto más de lo que consumo) la utilizaremos como combustible. Por tanto, es evidente que **el balance calórico es un factor que debe tenerse en cuenta**, pero sería muy simplista centrar toda nuestra estrategia en este cálculo matemático. Cien kilocalorías de cruasán no tienen el mismo efecto en el organismo que cien kilocalorías de calabacín; es más complejo. El efecto de cualquier alimento en el organismo no puede determinarse únicamente por su valor calórico.

LA MICROBIOTA INTESTINAL. En los últimos tiempos se ha visto que **las personas con sobrepeso tienen un tipo de ecosistema intestinal particular, distinto al de las personas con un peso adecuado**. A esto le dedicaremos un capítulo más adelante porque es un tema muy interesante y que, sin duda, debemos vigilar para poder perder peso con salud.

LA EDAD (NO PERDONA). Dicen que a partir de los 40, el metabolismo se ralentiza en un 10 %; a partir de los 50, un 20 %; y hacia los 60, un 30 %. No conozco exactamente los porcentajes pero esto significa que, **comiendo lo mismo y manteniendo el mismo estilo de vida, será inevitable subir de peso cuando se llega a estas edades**.

Sin olvidar que, **con el tiempo, nos movemos menos y perdemos masa muscular**. Aquí tenemos otro factor importante (el movimiento), pues el músculo eleva nuestro gasto metabólico; es decir, pide más energía que la grasa o, dicho de otro modo, nos hace quemar más calorías y mejorar el balance calórico. De manera que cuesta más adelgazar a medida que avanzan los años y que vamos reduciendo nuestra actividad física.

MENOPAUSIA Y SOBREPESO

La menopausia es un proceso natural y fisiológico que toda mujer atraviesa en torno a los 50 años. La edad en la que ocurre no es exacta, pero se entiende que los ciclos de la mujer suceden cada 7 años, siendo los 14 (7x2) años el momento en el cual aparece la regla y los 49 (7x7) en que desaparece.

Este momento de la vida se caracteriza, entre otras situaciones, por un aumento de peso o una dificultad para adelgazar. El factor hormonal es clave para explicar por qué durante la menopausia se produce una mayor acumulación de grasa y también un cambio en el patrón de acumulación de esa grasa. El descenso de estrógenos característico de esta etapa de la vida produce que acumulemos más grasa y que esta se ubique con mayor facilidad en la zona abdominal (aparece una barriga que antes no teníamos). El mecanismo es complejo y en él intervienen diferentes hormonas que también se ven afectadas, como la serotonina (cuyos niveles disminuyen) o el cortisol (que aumenta), entre otras. La pérdida de músculo en favor del aumento de grasa que se produce durante la menopausia significa que, como acabamos de ver, haya una mayor dificultad para quemar lo que se ingiere y, por tanto, deba ponerse especial atención no solo en cuidar la alimentación, sino también en realizar ejercicio físico que permita aumentar la masa muscular y tener un metabolismo más activo.

EL HAMBRE HEDÓNICA. Comer produce placer y muchas veces comemos simplemente por eso, porque nos gusta. El problema es que **la industria ha puesto a nuestro alcance muchos productos alimenticios que apelan a este tipo de hambre** —y que generan incluso adicción, con grandes cantidades de azúcares y grasas de mala calidad, con aditivos en exceso y con consecuencias nefastas para la composición corporal y la salud—. En este libro plantearé un tipo de alimentación que sea a la vez nutritiva, que te permita mejorar tu composición corporal y que, también, te produzca placer. Convéncete desde ahora de algo muy importante: ¡la comida sana también puede ser muy apetecible!

EL HAMBRE EMOCIONAL. Aquí también nos escapamos del ámbito de la dietética y entramos en un terreno más profundo que deberíamos, como mínimo, tener en cuenta. ¿Cuántas veces nos ponemos a comer cuando en realidad lo que necesitamos es un abrazo? **Cuando comemos con hambre emocional no estamos buscando saciar el hambre fisiológica, estamos necesitando llenar otros vacíos.** El problema es que este tipo de hambre no se satisface,

Hambre emocional	Hambre real (física)
Llega de repente	Llega gradualmente
Se antojan comidas específicas (comidas grasosas o dulces)	Cualquier comida te puede satisfacer en el momento
Se come de forma automática y sin pensar (comer de una bolsa de patatas fritas sin darte cuenta)	Te das cuenta de las cantidades que comes de forma consciente
No paras de comer al estar lleno	Paras de comer al estar lleno
El antojo es mental, y solo piensas en cierto sabor o textura	Sientes el hambre a nivel estomacal, como rugido o vacío
Termina con sentimientos de culpa o vergüenza	Termina sintiéndote con satisfacción y placer

no se «llena» comiendo. Podemos comer por aburrimiento, tristeza, depresión, ansiedad, impaciencia, frustración, porque «me lo merezco», etc.

¿Cómo distinguir el hambre fisiológica del hambre emocional? La nutricionista Victoria Lozada, en su artículo «Hambre emocional» (2017), nos ayuda a diferenciar el hambre emocional del hambre real de manera práctica y sencilla.

Los peligros del sobrepeso

Quienes quieren perder peso casi siempre persiguen un objetivo estético. Es normal que vernos delgados nos refuerce la autoestima, nos haga sentir más contentos, más seguros. Pero el sobrepeso tiene otros problemas asociados que no debemos perder de vista, como una mayor probabilidad de padecer diabetes tipo 2, enfermedades cardiovasculares, niveles elevados de colesterol y triglicéridos en sangre, enfermedades respiratorias (síndrome de apnea del sueño), osteoartritis (lesiones degenerativas e inflamatorias articulares), hígado graso, algunos tipos de cáncer, depresión...

Es decir, que al perder peso o, mejor dicho, **al mejorar nuestra composición corporal, habremos conseguido una imagen más bonita pero también habremos ganado vitalidad, nos sentiremos más ligeros y ágiles, dormiremos mejor y estaremos haciendo prevención de enfermedades que pueden ser peligrosas.** A medida que vayamos notando cambios en nuestro volumen corporal, también es interesante observarse a uno mismo en otros aspectos: estoy mejor de ánimo, tengo más energía, mi piel y mi cabello lucen más, duermo mejor, voy al baño con regularidad...

2.
Adiós, efectos rebote; bienvenidas, grasas buenas

¡Cuántas veces se hacen dietas estrictas basadas en contar calorías o en eliminar un grupo de alimentos, con resultados que duran solo un tiempo corto! El típico efecto rebote consiste en bajar de peso rápidamente, con una pauta muy restrictiva, y luego subir de nuevo, al mínimo descuido, e, incluso, empeorar nuestra composición corporal.

Basar la pérdida de peso en contar calorías puede ser un grave error porque, como dijimos, no causa el mismo efecto un helado pequeño que un plátano, aunque tengan la misma cantidad de calorías, pues en el organismo estos alimentos se comportan de forma muy distinta. Perderemos peso contando calorías y haciendo un balance negativo de lo que entra menos lo que sale, pero no sabremos nada de cuánta grasa o cuánto músculo hemos perdido o ganado. Por otro lado, **cuando hacemos una restricción calórica prolongada, el organismo entra en «modo ahorro» y se las arregla para poder seguir cumpliendo sus funciones con lo poco que entra, se ralentiza el metabolismo y genera más grasa como energía de reserva.** Esto tiene que ver con la memoria que guarda el cuerpo humano de épocas prehistóricas en las que no había comida —quizá— durante varios días. Lo que hacía el cuerpo, al detectar que no entraba nada, era intentar gastar lo mínimo y guardar lo máximo (en forma de grasa) para poder resistir hasta que se pudiera cazar algún alimento. Fisiológicamente, además, descienden los niveles de leptina (aumentando el apetito) y tiroides (disminuyendo el metabolismo). **Cuando volvemos a la alimentación habitual, comienza a haber calorías sobrantes que son convertidas en grasa, pues el metabolismo está ralentizado como recuerdo de la etapa anterior. Esto es lo que se conoce como «efecto rebote».**

Según un estudio de la Tufts University (2015), realizado sobre 120.000

personas, «basta con cambiar determinado tipo de alimentos para adelgazar o engordar de forma significativa, pues es la combinación de ellos la que determina cuánto engordamos, y no las calorías que tengan». En este estudio se observaron los cambios producidos en los participantes como consecuencia de la sustitución de unos alimentos por otros del mismo valor calórico, pero más sanos. El trabajo deja claro que **seleccionar bien los alimentos es más importante que contar calorías**.

Dejar de lado la grasa ha sido otro de los errores del pasado. Es verdad que la grasa es más calórica, pero, siguiendo con la reflexión anterior, **la grasa puede ser muy necesaria para el organismo, incluso para conseguir pérdida de peso**. De hecho, algunas grasas son fundamentales para conseguir equilibrio hormonal y de salud en general. **¿Sabías que existen grasas con capacidad para quemar la propia grasa corporal y disminuir la inflamación?** Además, vitaminas tan importantes como la A, D, E o K, al ser liposolubles, necesitan la ingesta de grasa para poder ser absorbidas.

No olvidemos que la fiebre de los productos «0 % grasa» no fue más que una estrategia de la industria para esconder al verdadero culpable de los problemas de sobrepeso: el azúcar. Y es que, desde que las recomendaciones para bajar peso se basan en la eliminación de la grasa, las tasas de sobrepeso y obesidad no paran de aumentar a nivel mundial. La restricción que te propondré (aquellos alimentos que intentarás apartar de la dieta para perder peso) estará más orientada a restringir carbohidratos (en realidad, un tipo concreto de carbohidratos) que grasas buenas, aunque estas últimas sean más calóricas.

3.
Cambiar hábitos, sí; hacer dieta, no

El concepto de dieta nos hace pensar en algo transitorio, en un esfuerzo, en pasar hambre. Contar calorías o suprimir grasas de la dieta, además de agobiarnos y de plantear la alimentación desde el sacrificio, nos hace correr el riesgo de empeorar nuestra composición corporal, de terminar perdiendo músculo y ganando grasa en un probable efecto rebote. Nuestro objetivo, por tanto, será incorporar hábitos, empezar a alimentarnos pensando más en el tipo de alimentos que en la cantidad; aunque, por supuesto, si lo que queremos es bajar de peso, no debemos excedernos de nuestras necesidades. **Pero lo más importante será hacer una buena selección de alimentos, de proporciones, conectar con nuestra saciedad y poner orden**. Sin olvidar el ejercicio físico, aunque este libro no trate este aspecto con la profundidad que merece. De esta forma conseguiremos una mejor composición corporal, que es, en definitiva, lo que hará que nos veamos y sintamos mejor: aumentar masa magra y reducir grasa del cuerpo.

Tras alcanzar el peso deseado o saludable, entraremos en una fase de mantenimiento. Este será un momento clave, ya que si no has hecho cambios en tus hábitos difícilmente conseguirás estabilizarte en el nuevo peso.

4.
Indicadores de sobrepeso y cómo saber si estoy obteniendo resultados

Existen algunos **indicadores cuantitativos** para medir el sobrepeso y el riesgo de padecer alguna complicación de salud vinculada, precisamente, al exceso de peso.

IMC (ÍNDICE DE MASA CORPORAL). Es el indicador más utilizado y conocido. Consiste en dividir el peso en kilos entre el cuadrado de la altura en metros y comparar el valor que resulta con un cuadro en el que se establecen oficialmente los valores de normopeso, sobrepeso, delgadez. Así, un adulto con IMC menor de 15 tiene infrapeso; entre 15 y 18,5, está delgado; entre 18,5 y 25, tiene normopeso; de 25 a 30, sobrepeso, y a partir de 30, obesidad.

El gran problema de este parámetro es que no diferencia entre masa muscular y masa grasa, con lo cual una persona que, por IMC, sea delgada en realidad podría tener una pésima composición corporal, y al revés. Tampoco distingue valores según género.

Es decir, el IMC nos da tan solo una primera aproximación si sospechamos que hay un problema de peso.

Luego está el perímetro de cintura, cuya medida nos dará otra pista de si tenemos o no sobrepeso o, mejor dicho, del grado de sobrepeso. Estrictamente, este valor se vincula a la probabilidad de padecer alguna complicación de salud asociada al sobrepeso, como diabetes o enfermedad cardiovascular. **La grasa más peligrosa en términos de salud es la que se encuentra a la altura de la cintura**; y los valores que se establecen resultan, nuevamente, en una generalización que no considera aspectos puntuales, como podría ser la etnia o la edad. Un perímetro superior a 88 cm en mujeres o 102 cm en hombres significa un sobrepeso de riesgo en términos de salud.

Me daré cuenta de que he perdido peso si...

PESO MENOS (báscula normal). Es la manera más común de controlarnos. Podemos pesarnos en una báscula normal y al cabo de unos días (dos semanas aproximadamente) volver a pesarnos en la misma báscula, a la misma hora del día.

La báscula, no obstante, también tiene limitaciones, pues no nos dice nada acerca de la composición corporal, que es, en definitiva, lo que nos interesa. Si además de introducir cambios en la alimentación hay una mayor actividad física, la báscula podría arrojar un peso mayor debido a una mejor composición corporal: menos grasa y más músculo (pues el músculo pesa más que la grasa). Por otra parte, los valores numéricos se pueden ver afectados por alguna situación fisiológica; por ejemplo, durante la menstruación las mujeres solemos acumular más agua.

PESO MENOS Y TENGO UNA MEJOR COMPOSICIÓN CORPORAL (báscula de bioimpedancia). Las básculas de bioimpedancia arrojan valores como el peso en kilos, la masa muscular en kilos, la masa grasa en porcentaje del peso total, la cantidad de agua en porcentaje. Así, podemos acercarnos mejor al resultado que nos interesa, que es saber si esa pérdida de peso está asociada a una mejor composición corporal.

HA DISMINUIDO MI PERÍMETRO DE CINTURA. Para medir el perímetro de cintura hay que poner la cinta métrica en el punto medio entre la última costilla y la cresta ilíaca, y tomar la medida alrededor de la barriga tras una exhalación. El perímetro de cintura debería reducirse después de un par de semanas siguiendo la pauta dietética. Es un proceso lento, pero un objetivo interesante, sobre todo por motivos de salud.

Otros cambios que probablemente acompañen a mi pérdida de peso

Como con la pérdida de peso también estás reduciendo un estado inflamatorio, al cabo de unos días deberías comenzar a notar otros signos que igualmente te indican que vas por buen camino. De hecho, así como el peso te indica si estás cumpliendo o no con tu objetivo de adelgazar, como vimos, esto podría ser engañoso porque, en definitiva, lo que confirmará que estás adelgazando con salud será tu estado general.

La pérdida de peso debería estar acompañada de

- sensación de deshinchazón
- mayor claridad mental
- mayor ligereza física
- menos hambre voraz y menos apetencia por el dulce
- más energía
- reglas menos dolorosas
- mejor ritmo deposicional y heces con forma de churro

5.
12 claves absolutamente imprescindibles para perder peso

1. Limita al máximo los procesados

Sin lugar a dudas, lo primero que debemos preguntarnos cuando tenemos el plato delante es: ¿es esto comida real? La comida real será siempre más de mercado que de supermercado y está compuesta por hortalizas, cereales integrales, pescados, legumbres, huevos, semillas, frutos secos... o como mínimo, estará elaborada en nuestras cocinas, con ingredientes de calidad. Resumiendo, y generalizando, es **la comida que no tiene etiquetas**.

Si lo que vamos a ingerir responde a este criterio, entonces tenemos un buen trecho del camino resuelto. Es probable que solo cambiando alimentos procesados o industriales por alimentos de verdad —es decir, por ingredientes— nuestra composición corporal mejore y perdamos peso si eso es lo que nuestro cuerpo necesita. Luego podemos afinar, por supuesto, y en ese caso está bien hablar de proporciones, de combinaciones... para perseguir con más precisión nuestro objetivo.

Entre otros inconvenientes, uno de los grandes problemas de los comestibles procesados radica en que se trata de productos que **sobreestimulan nuestro cerebro provocando mucho placer e invitando a realizar una ingesta calórica excesiva**. El cerebro responde peor a las señales de hambre-saciedad, comemos de más y se generan elevaciones bruscas de la glucosa en sangre, lo que causa mayor producción de insulina y acumulación de grasa. Se produce una resistencia a la insulina y a la leptina que, como te expliqué antes, se traduce en más grasa corporal y circulante, más hambre y menos gasto energético, hasta que el *set point* se desplaza a un nuevo nivel de grasa (superior) con el que el cerebro está conforme. Además, **este tipo de alimento pro-**

cesado contribuye a un estado inflamatorio de bajo grado que también entorpece el correcto funcionamiento hormonal.

PROCESADOS PERMITIDOS

Son aquellos que son alimentos reales pero que se someten a un procesamiento industrial o artesanal inocuo en relación a sus propiedades saludables. En algunos casos, el procesamiento los hace más seguros y duraderos. En sus etiquetas deberíamos encontrar no más de 5 ingredientes (cuantos menos, mejor) y ausencia de azúcar, harina refinada o aceite vegetal refinado.

Algunos ejemplos son: aceite de oliva virgen extra (la verdad es que es un procesado, pero cuenta como alimento real), lácteos enteros fermentados (quesos, yogures, kéfir), panes elaborados artesanalmente con harina integral y a partir de masa madre, legumbres de bote, olivas y encurtidos en conserva, productos del mar enlatados o de bote, bebidas vegetales bajas en azúcares, jamón ibérico de bellota, chocolate puro...

2. Asegúrate un entorno favorable

Generar un entorno favorable a una alimentación basada en alimentos reales hará que el cambio sea mucho más fácil. Si hay demasiado acceso a productos empaquetados en casa o fuera de casa, la tentación no cesará en todo el día, y boicoteará el proceso de alimentarse saludablemente y mejorar la figura. Hay que tener en la despensa y la nevera solo lo que apoye este proceso.

Un primer paso antes de comenzar con el menú que te propongo es hacer limpieza de despensa y nevera. Quítate de encima refrescos y bebidas azucaradas o edulcoradas, zumos envasados, bollería, galletas, harinas refinadas, aceites vegetales refinados y mantequillas o margarinas, patatas fritas y snacks salados, helados, salsas comerciales, pizzas industriales, chucherías, chocolates con menos de 75 % de cacao, mermeladas industriales, carnes procesadas, lácteos 0 %, con sabores o endulzados/edulcorados.

Dentro de tu entorno, además de la comida, están las personas. No dudes en contarles a tus allegados que estás iniciando este cambio en tu alimentación y cuál es tu objetivo, pues necesitarás su apoyo para poder conseguirlo. Quienes te quieran bien, evitarán tentarte con comidas insanas.

3. Planifica tus comidas

¿Cuántas veces resolvemos nuestras comidas cuando el hambre ya está instalada o cuando ya es tarde para comenzar a cocinar, de la manera menos recomendable nutricionalmente? Es cuando recurrimos a paquetes o comidas preparadas que nos sacan del apuro. En cambio, si planificamos mínimamente las comidas, ese tiempo que hemos invertido nos hará ganar en salud y en vitalidad. Además de ahorrarnos el estresante dilema de «¿y ahora qué comemos?».

Planificar las comidas no significa pasarse horas delante de una plantilla de Excel. Es un momento que nos tomamos para pensar qué comeremos al día siguiente para que, si toca ir a comprar algo, vayamos directo a eso que necesitamos sin perder un minuto de más.

Este pequeño acto, además de facilitarnos mucho el día a día, será clave para que nuestro objetivo de perder grasa y ganar músculo no se tambalee. Más adelante te encontrarás con propuestas de menús de 10 días para perder peso; aprovéchalos como planificación y verás cuánto tiempo ganas y cómo disminuyen las probabilidades de tomar comida basura para salir del paso.

BATCH COOKING: UNA TARDE A 4 FOGONES

Esta herramienta que te presento consiste en reservarse una tarde de la semana (la del domingo, por ejemplo) a solas con los 4 fogones y llenar fiambreras con preparaciones base, simples, que reservaremos en la nevera y que luego podremos combinar durante los días laborables para crear diferentes platos.

El *batch cooking* nos ofrece un sinfín de posibilidades. Podemos, por ejemplo, preparar unas verduras de temporada salteadas o al vapor, que luego se podrán convertir en una tortilla, en una crema, o que se podrán tomar tal cual con un poco de sal y aceite. También podemos preparar legumbres, que luego pueden combinarse con los vegetales o transformarse en un delicioso hummus para desayunar. Un fogón puede reservarse para cocer huevos, que son salvadores, ya que enriquecen cualquier ensalada y son un snack perfecto. Unas patatas al vapor también pueden ser una gran idea, pues combinan con multitud de platos. Y, además, como te explicaré más adelante, vale la pena prepararlas con antelación para que sean más «adelgazantes». Una salsa de tomate o un pisto son otras de las posibilidades que puedes incluir entre las preparaciones base.

El *batch cooking* es una práctica que, si se convierte en hábito, te permitirá gozar de una alimentación más sana, casera, económica, sin pasar demasiado tiempo comprando o cocinando. Todas ellas condiciones esenciales para lograr el objetivo que te mueve: perder peso y encontrarte mejor.

4. Más importante que cuántas comidas se hacen es qué se come

En los menús que te propongo verás las cinco comidas para las que están preparadas nuestras rutinas. Es decir, que hay propuestas para aquellas personas que hacen estas cinco comidas, pero esto no quiere decir que haya que hacerlas todas. Escucharse es fundamental para averiguar cuántas ingestas necesita nuestro organismo, y esto puede depender de muchos factores y, en consecuencia, variar.

Por otra parte, poniendo el foco en el tipo de alimentos que ingerimos podremos controlar mejor la energía que nos proporcionan. Esto significa que, si se consigue mantener una energía estable (sin subidones ni bajones), el apetito también llegará, dando tiempo para resolver la ingesta sin necesidad de atacar las máquinas expendedoras.

Si hay un tema que divide a los profesionales de la nutrición es el de la cantidad de ingestas que debemos realizar. Por un lado, están los defensores de comer poca cantidad pero muchas veces al día. Estos sostienen que así el metabolismo estará más activo y que los niveles de glucosa se mantendrán estables. Por otra parte, están quienes prefieren hacer comidas espaciadas para que el organismo se acostumbre a utilizar la grasa como combustible y no dependa tanto de la glucosa. Yo me inclino más por esta última opinión, aunque depende también de cada caso, y, en gran medida, del nivel de actividad física de la persona en concreto.

Algo que debe tenerse en cuenta, asimismo, es que las comidas intermedias suelen ser el momento del día propicio para decantarse por productos insanos o, también, por harinas y otros procesados poco beneficiosos.

En cualquier caso, tanto si se hacen tres comidas como cinco, **vale la pena establecer un orden en las ingestas, a fin de tener mejor control sobre lo que se ingiere a lo largo del día (¡no picotees!)**. Y, en la medida de lo posible, intenta dar **regularidad a los horarios**, así el organismo puede activarse con anticipación y procesar mejor los alimentos (Farshchi *et al.*, 2004).

5. Mejor pensar en proporciones que en cantidades. La regla del ⅔ : ⅓

Las cantidades importan, no vamos a engañarnos. Si no comemos o comemos muy poco, perderemos peso, y al revés, si comemos de más, engordaremos por el balance calórico. Por eso te propongo que en tus comidas del mediodía y de la noche intentes ponerlo todo en un solo plato. Y, sobre todo, que conectes con tu saciedad.

La regla del ⅔:⅓ se aplica a las comidas del mediodía y de la noche. He ido comprobando que es mucho más desalentador y tedioso pensar en gramos y tener que pesar los alimentos que resolverlo con la fórmula de las proporciones.

Y es tan simple como: si pusieras todos tus alimentos en un plato, deberías encontrarte con que ⅓ está ocupado por los hidratos de carbono (en forma de tubérculos, legumbres o cereales) y/o las proteínas (animales) y **⅔ por los vegetales, en la forma que sea: ensalada, puré, verduras cocidas, etc**. Y, muy importante, **con presencia de grasas saludables**: aceite de oliva virgen, aguacate, semillas, etc.

El predominio de los vegetales aporta enormes beneficios a nivel nutricional, y también para perder peso. **Con más vegetales será más fácil alcanzar saciedad con menos calorías**, ya que son menos densos energéticamente. Dicho de otro modo, ocuparemos nuestro estómago con menos calorías. Y, en suma, **con mucha nutrición**. Ahora te contaré por qué esto también es relevante.

Si quieres que tu plato tenga el máximo de micronutrición y poder antioxidante, ponle todo el **color** que puedas a la fracción de las verduras. El color en las verduras viene dado por sus polifenoles, que son potentes sustancias protectoras y antioxidantes, como por ejemplo las antocianinas azuladas de la col lombarda o los carotenoides naranjas de la calabaza. Intenta también que

haya siempre algo de **hojas verdes** en el plato y, si la estación lo permite, alguna **crucífera** (brócoli, coliflor, kale, rábanos, etc.), que es un grupo de verduras
sumamente recomendable pues, entre otros beneficios, son una gran ayuda
para el hígado y tienen un alto poder anticancerígeno.

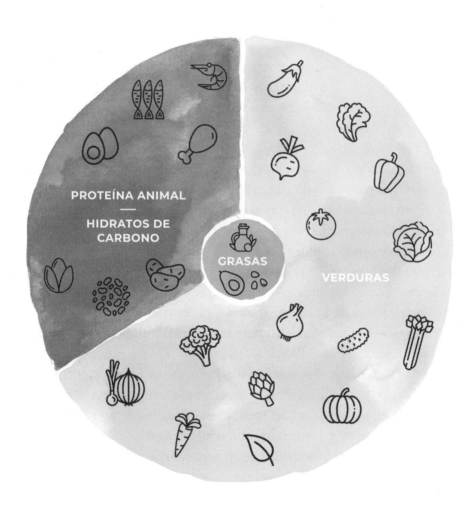

6. Evita los picos de insulina

Esto te lo expliqué antes (en el apartado «El factor hormonal»): mediante la acción de la insulina, una parte del azúcar que ingerimos es almacenada en el hígado y los músculos en forma de glucógeno y el resto es transformado en grasa que va a parar al cuerpo y al torrente sanguíneo en forma de triglicéridos. Pero cuando hacemos picos de insulina, no solo acumulamos grasa, también aparecen otras desventajas que vale la pena tener en cuenta.

Por un lado, **el pico de insulina viene acompañado de una bajada de los niveles de azúcar en sangre (es su función) que nos hace sentir agotados de golpe**. Es lo que se llama hipoglucemia reaccional, algo que muchos niños sufren a media mañana tras un desayuno muy rico en azúcares, por ejemplo, a base de cereales de caja (llenos de azúcar). De golpe, a media mañana, no hay fuerzas para hacer nada e, incluso, el estado de ánimo desmejora.

Por otra parte, los picos de insulina nos impulsan a conseguir nuevos picos de insulina. **Cuanto más azúcar le damos al cerebro, más azúcar quiere**. Entramos así en una montaña rusa de energía y emociones que nos hace sentir eufóricos —o incluso nerviosos— e inmediatamente agotados; entonces necesitamos más azúcar para poder hacer frente a la bajada, y así se van perpetuando las bruscas fluctuaciones. Comer azúcar nos lleva a comer más azúcar y a sentirnos peor.

Además, **estos picos de insulina generan un estado inflamatorio que puede ser el origen de muchas enfermedades, entre ellas las enfermedades metabólicas** (obesidad, diabetes, dislipemias...).

Los picos de insulina suceden con la entrada de azúcar en el torrente sanguíneo y se evitan limitando la ingesta de carbohidratos en una comida, priorizando los que son integrales (con fibra) y **acompañándolos de otros macronutrientes como grasas y proteínas**, que también dosifican la entrada de azúcar además de favorecer la actividad de otras hormonas, como el glucagón, que interesan para mantener o mejorar nuestro *set point*.

7. Usa tu grasa como combustible

Debemos evitar seguir produciendo grasa en nuestro cuerpo, y también intentar quemar aquella que tenemos de más. **Para quemarla necesitamos convertirla en combustible (recuerda que la grasa es una reserva de energía)**.

Es un tema complejo, en el que entran en juego, de nuevo, nuestras hormonas, pero podríamos decir que conseguiremos utilizar nuestra grasa si **evitamos elevaciones bruscas y permanentes de insulina** (la insulina inhibe la quema de grasas, y lo que nos interesa es quemarlas). Básicamente, debemos seguir con lo que venimos diciendo: limitar la entrada de azúcares y escoger bien nuestras fuentes de carbohidratos.

Cuanta más capacidad tengamos para utilizar diferentes fuentes de energía (lo que se denomina **flexibilidad metabólica**), más capacidad tendremos de quemar grasas y de depender menos de la entrada de azúcar para funcionar. De nuevo nos interesará hacer una ingesta limitada de este tipo de macronutrientes y utilizar otras herramientas dietéticas, como el ayuno intermitente, que comentaremos más adelante. El **ejercicio físico** es otro gran aliado.

Esto lleva tiempo, no sucede de la noche a la mañana. Además, nuestros hábitos alimenticios modernos van en sentido opuesto: la ingesta excesiva y constante de azúcares —acompañada de un estilo de vida sedentario— no activa la quema de grasa, sino todo lo contrario, nos lleva a generar cada vez más reservas lipídicas. La dieta que te propongo en este libro pretende acabar con esta dinámica metabólica que origina tantas enfermedades en la actualidad.

8. Escoge alimentos ricos en micronutrientes

Esto es muy curioso, y asimismo lógico. Resulta que la saciedad y la regulación del gasto energético responden también a las necesidades nutricionales. Es decir, **el cuerpo sabe lo que necesita, y va a seguir pidiendo comida mien-**

tras no reciba los nutrientes necesarios —vitaminas y minerales—. Por eso no funciona darle simplemente calorías.

Los alimentos más ricos en micronutrientes son las verduras y las frutas, pero sobre todo las verduras. Son densas nutricionalmente, es decir, tienen un máximo aporte de vitaminas y minerales por caloría. Y esto nos interesa.

9. Presenta tus platos como si estuvieras ofreciendo una comida a tus amigos

La falta de adherencia, un aspecto poco valorado, deriva de la falta de tiempo o de un concepto de dieta relacionado con comida aburrida, sin sabor. Como es razonable, esto acaba casi siempre en un abandono de la pauta porque es insostenible en el tiempo. **Sin «adherencia» (es decir, sin que lo que estamos haciendo nos guste y nos motive) no hay posibilidad de mantener el cambio de alimentación a medio o largo plazo**. Por esto es importante buscar recetas, dar color a los platos, jugar con las texturas... aunque nosotros seamos el único comensal.

10. Deja los cubiertos antes de sentirte completamente saciado

La sensación de saciedad llega con retraso. La mayoría de las veces, cuando nos sentimos llenos ya es demasiado tarde: hemos comido de más.

Una buena opción es dejar los cubiertos cuando nuestra saciedad ha alcanzado algo así como el 80 %, y no cuando ya no nos entra ni un alfiler. Frenar en ese momento en que «seguiría comiendo, pero ya estoy bien». Sé que no es fácil, pero vale la pena. Dicen que este es uno de los secretos de las culturas más longevas. Y seguro que te ayudará a comer una cantidad adecuada.

11. Descansa

Dormir mal engorda. Está demostrado que incluso la reducción del sueño una sola noche aumenta el apetito y también la sensibilidad del cerebro a la comida haciéndonos más propensos a comer de más.

Un estudio publicado en el *American Journal of Clinical Nutrition* (2012) ha concluido que existe un aumento de la actividad cerebral —concretamente en áreas asociadas con la recompensa— en respuesta a los estímulos (visuales) alimentarios cuando se ha dormido poco. Es decir que, **si dormimos mal, nuestras neuronas son más sensibles a la comida y nos motivarán a buscar comida como recompensa.** Esto, **en un contexto de fácil acceso a productos alimenticios altamente procesados, promovería un aumento de peso.**

Además, el tipo de comida que escogeríamos durmiendo bien es diferente del que buscamos cuando hemos tenido una mala noche. Otro estudio experimental publicado en la misma revista (2009) señala que las personas que han sufrido una privación parcial del sueño tienden a consumir más calorías —alrededor de 600 kilocalorías extra— al día siguiente. Esto es así porque **las hormonas del apetito (grelina) y la saciedad (leptina) y, en general, los mecanismos endocrinos de regulación del equilibrio energético se ven alterados cuando descansamos mal.**

Es decir que, a la hora de buscar una mejor composición corporal o de perder peso, será muy importante conseguir un sueño reparador, que permita a nuestro organismo hacer una buena regulación energética y evitar recurrir a la comida de manera más compulsiva o como premio. Sin olvidar que el estrés que genera un descanso inadecuado conduce a un estado inflamatorio propicio para el sobrepeso.

Existen algunas prácticas interesantes en relación a nuestra alimentación y a nuestros hábitos que nos ayudarán a lograr una noche de descanso y que, por tanto, evitarán que desregulemos la calidad y la cantidad de nuestra ingesta al día siguiente. Veamos cuáles son.

Priorizar la ingesta de alimentos ricos en triptófano y combinarlos con alguna fuente de hidratos de carbono. El triptófano es un aminoácido esencial precursor de la serotonina, presente en las proteínas de muchos alimentos. La serotonina es un neurotransmisor necesario para la producción de melatonina, hormona responsable de inducir el sueño y el descanso. Hacer una alimentación rica en triptófano es relativamente fácil desde el comienzo del día. Encontramos este aminoácido en alimentos como el huevo, pescado azul, plátano, aguacate, hojas verdes, frutos secos, semillas...

Se ha visto que si en la cena combinamos estas fuentes de triptófano con algo de carbohidratos se facilita la entrada de nuestro aminoácido al cerebro y, por tanto, contribuimos a que se convierta en serotonina y produzca melatonina. Esto no significa que haya que dejar los carbohidratos para la cena, sino simplemente que vale la pena reservar una parte de la ingesta de este macronutriente para la tarde/noche.

Evitar el alcohol y alimentos con efecto excitante durante la segunda mitad del día. La noche quizá no sea el mejor momento para disfrutar de ese cuadradito de chocolate puro o de esa copa de vino. Los excitantes como la cafeína, la teína, el alcohol, el picante, mejor reservarlos para la primera mitad del día, y sin abusar.

En la misma línea, no es lo más conveniente realizar ejercicio físico al anochecer, pues nos deja con el cortisol (hormona del estrés) elevado. Si se puede, mejor entrenar antes.

Dejar de lado los dispositivos electrónicos una hora antes de ir a la cama. Además de mantenernos estimulados mentalmente en una especie de bombardeo de información, la tablet, la televisión, el móvil o el portátil son aparatos con un tipo de luz (azul) que inhibe parcialmente la producción de melatonina. Esta hormona es estimulada —entre otros factores— por la oscuridad del ambiente.

Cenar temprano. Tener la digestión hecha marca una diferencia abismal en términos de descanso nocturno. Algunas personas son más sensibles que otras a esta situación, pero, si sientes que no descansas del todo bien, este es un factor para tener en cuenta sin lugar a dudas.

Acabar el día con una infusión digestiva y relajante. Esta humilde ayuda puede resultar útil siempre que no te obligue a levantarte en medio de la noche para orinar. Si eres de los que necesitan vaciar la vejiga durante la noche, intenta dejar de beber líquidos un par de horas antes de irte a dormir.

Prever las ocho horas de sueño. Habrá quien necesite menos y quien necesite más, cada uno sabe aproximadamente cuánto ha de dormir para despertarse con energía. Existe consenso en torno a las ocho horas de sueño. Organizar y ritualizar la hora de ir a dormir es, según algunos especialistas, un hábito importantísimo.

12. Ejercita tus músculos

Es vital, y debemos asimilarlo cuanto antes. De hecho, como mínimo es tan esencial como alimentarse correctamente.

El ejercicio físico aumentará tu masa muscular y, **cuanto más músculo tengas, más glucosa podrás utilizar, evitando que esta se almacene en forma de grasa**. Además, cuanto más músculo tienes, más quemas en reposo, es decir, **aumentas tu metabolismo basal**.

Por fortuna, existe un sinfín de posibilidades de ejercicio físico, por lo que seguramente podrás encontrar una opción que se adapte a ti. En el próximo capítulo te presentaré mi propuesta para darte una alternativa fácil, breve y económica. Pero, naturalmente, cualquier opción de movimiento es válida, y cada uno tiene que encontrar aquella que puede mantener en el tiempo. La constancia es una cualidad fundamental cuando de realizar ejercicio físico se trata.

12 claves absolutamente imprescindibles para perder peso

Limita al máximo los procesados	Come comida real
Asegúrate un entorno favorable	Nevera, alacena, familia y amigos deben acompañar y apoyar tu cambio de hábitos
Planifica tus comidas	Y evita improvisaciones insanas
Más importante que cuántas comidas se hacen es qué se come	Sean tres o cinco comidas diarias, elige bien tus alimentos
Mejor pensar en proporciones que en cantidades. La regla del ⅔:⅓	Imagina todos tus alimentos en un plato y asegúrate de que los vegetales sean mayoría
Evita los picos de insulina	Y evitarás acumular grasa, sentirte agotado después y necesitar más azúcar
Usa tu grasa como combustible	Quema grasa limitando azúcares y moviéndote
Escoge alimentos ricos en micronutrientes	Y así tu cuerpo no te pedirá más comida
Presenta tus platos como si estuvieras ofreciendo una comida a tus amigos	La adherencia a tu alimentación es la clave para mantener el cambio
Deja los cubiertos antes de sentirte completamente saciado	La saciedad llega con retraso; si frenas cuando te sientes lleno, has frenado tarde
Descansa	Dormir mal engorda
Ejercita tus músculos	Aumenta tu metabolismo y sé más feliz

6.
HIIT, una propuesta de ejercicio físico fácil, breve y económica para perder peso

Este es probablemente uno de los aspectos más complicados de resolver a la hora de iniciar un plan de pérdida de peso. Al menos esta es mi experiencia terapéutica. Y personal también. Cuesta moverse y sobre todo cuesta crear el hábito. La clave es, para mí, encontrar aquello que te divierte, aunque no sea exactamente lo que mejor funciona para perder peso. Algunos tipos de ejercicio son más adecuados para perder peso que otros. Así, por ejemplo, se ha visto que hacer ejercicios para entrenar la fuerza es mejor que salir a correr. Pero si hacer pesas no te motiva, busca algo que sí te motive y puedas mantener en el tiempo. Bailar será la mejor alternativa si es lo que te invita a moverte.

Dicho esto, y sin ánimo de entrar en profundidad en el tema del ejercicio físico, en este capítulo te planteo una opción fácil y que solo exige unos minutos y algo de fuerza de voluntad. Basta con un cuarto de hora diario —4 minutos sería la duración mínima y 16, la máxima—. **¿Quién puede decir que no tiene 16 minutos tres veces a la semana para hacer ejercicio?** Y, muy importante, no se necesita ni ropa ni elementos especiales ni dinero, ni tampoco un nivel de destreza determinado (se adecua a tu condición física). Es apto para todos los públicos.

HIIT son las siglas de High Intensity Interval Training, que significa **Entrenamiento Interválico de Alta Intensidad.** Es un método de entrenamiento que **alterna ciclos breves de ejercicio de alta intensidad con períodos de descanso o recuperación de poca duración.** Realizas un ejercicio concreto durante 20 segundos y descansas 10 segundos (o 20 si lo necesitas), y repites el mismo proceso unas cuantas veces (series), para luego hacer lo mismo con otro tipo de ejercicio. Como siempre, a medida que lo vas practicando va resultando más fácil y necesario.

Este tipo de entrenamiento, que se ha puesto bastante de moda en los últimos años, tiene varias ventajas en términos de salud y de pérdida de peso. Lo más sorprendente, desde mi punto de vista, es que se trata de un tipo de ejercicio que **enciende mucho el metabolismo y con el que sigues quemando incluso horas después de realizarlo**. Además, **favorece la activación hormonal de testosterona, de la hormona del crecimiento** (ambas necesarias para mejorar tu composición corporal) y, puestos a citar ventajas, **mejora la resistencia cardiovascular**.

Una propuesta de quien me inició en este mundo del HIIT (Fer Orpinell, http://ferorpinell.com/) es la siguiente:

1. 8 series de Mountain Climber. Tempo de 20:20 (20 segundos de ejercicio — 20 segundos de descanso).
2. 1 minuto de descanso.
3. 8 series de Burpee. Tempo de 20:20 (20 segundos de ejercicio — 20 segundos de descanso).
4. 1 minuto de descanso.
5. 8 series de Tripod. Tempo de 20:20 (20 segundos de ejercicio — 20 segundos de descanso).

Mountain Climber, Burpee y Tripod son tipos de ejercicios relativamente simples de practicar que pueden encontrarse con facilidad en internet. Existe un abanico enorme de ejercicios, que se pueden ir variando.

El HIIT es una herramienta fantástica para quienes no tienen tiempo, pero, como te decía al principio, si te mueves seguro que lo estás haciendo bien. Luego puedes afinar e ir a buscar aquello que maximiza tu pérdida de grasa, por supuesto.

7.

Algunos errores
que cometemos
cuando
queremos
adelgazar y
algunos falsos
mitos

La cantidad de cosas que hemos escuchado en nombre de la pérdida de peso es infinita. La nutrición es una disciplina que, como muchas otras, evoluciona a medida que se van realizando estudios científicos (en mi opinión, poco accesibles para los profesionales dedicados a la alimentación sana). Pero que retrocede al tiempo que la industria de los comestibles ultraprocesados, movida por intereses puramente económicos, consigue colar sus productos generando confusión.

A continuación, encontrarás un breve repaso de algunos de los errores más comunes que hemos cometido para perder peso.

INCORPORAR ALIMENTOS QUE AYUDAN A PERDER PESO ANTES DE ELIMINAR AQUELLOS QUE NOS PERJUDICAN. Es una conducta muy típica de la persona que quiere dar el paso y alimentarse mejor. Por el motivo que sea —para perder peso, para dormir mejor, para tener más energía, para ir mejor al lavabo—, resulta siempre mucho más fácil probar alimentos o superalimentos desconocidos que renunciar a aquello que venimos haciendo mal. Y esto es un error. Además de gastarnos un montón de dinero en alimentos o productos que por sí solos no marcarán la diferencia.

Antes de ponerse a comprar y gastar en productos o alimentos que favorecen la pérdida de peso, es mucho más aconsejable, si se quiere llevar una alimentación sana, apartar primero lo que hace daño y contribuye al sobrepeso.

COMPENSAR UN DESLIZ. Aquí también caemos en un lugar muy común. Tras algún desliz alimentario, aparece la necesidad de ayunar o castigarse para compensar la mala acción.

Compensar un desliz nos obliga a hacer un cálculo matemático que probablemente estará mal hecho. Y, peor aún, es una práctica (pasarse con una comida y luego compensar saltándose la siguiente) que tiende a repetirse llevándonos a dejar de lado el concepto de hábito y caer en el de dieta, todo lo cual nos hace perder el control sobre nuestra alimentación, con el resultado de un saldo difícilmente favorable.

Si te pasas con una comida, sigue como venías, con tu pauta (a menos, claro, que tu cuerpo te pida un buen rato de ayuno).

DE VEZ EN CUANDO, ALGUNA EXCEPCIÓN NO LE HACE DAÑO A NADIE

Al contrario, algunos especialistas recomiendan tomar descansos en el plan de acción, justamente para no fracasar. Si se hace a conciencia, de manera controlada, las excepciones podrían ser beneficiosas. No solo porque minimizan las adaptaciones metabólicas del estancamiento, sino también porque evitan el efecto psicológico de culpabilidad (que puede hacerte abandonar la pauta). Eso sí, una excepción no significa hincharse a productos insanos, sino puntualmente, una vez cada tanto (quizá no al principio, que es cuando contamos con una mayor fuerza de voluntad y los resultados aparecen más fácilmente), tomar algo que nos apetece, un postre o una pizza, por ejemplo, y sin culpa, disfrutando. Y luego, seguir con la disciplina o fuerza de voluntad renovadas.

PASAR HAMBRE. No debe confundirse con llegar con apetito a la comida, algo que es del todo razonable y esperable. Muchas veces comemos por placer, pero biológicamente el hambre tiene como función, justamente, activarnos para buscar combustible, para sobrevivir. Así que **tener hambre está bien, y llegar con hambre a la siguiente comida está bien**, es lo que debe ser.

Pasar hambre es diferente. Vendría a ser tener hambre al poco rato de la última ingesta, cuando todavía sería demasiado pronto para volver a sentarse a comer. Y por un tiempo continuado. Paso hambre, por ejemplo, cuando hago una dieta hipocalórica, de esas que te hacen bajar de peso rápido (pero luego te llevan a un efecto rebote). **Pasar hambre no es bueno**, aunque si vienes de un período largo de ingestas excesivas, es posible que al comenzar a cuidar tu alimentación estés unos días con esa sensación.

Tampoco debe confundirse con quedarse con ganas de comer más, pues ahí está actuando nuestra hambre hedónica, que nos hace comer por placer.

CONSUMIR PRODUCTOS LIGHT. Los productos light contienen sustancias edulcorantes acalóricas que son perjudiciales en términos de composición corporal. El principal motivo es que **alteran nuestra microbiota intestinal generando una disbiosis en favor de un tipo de bacterias que propician una progresiva resistencia a la insulina**.

Ya he comentado que hay un tipo de ecosistema intestinal que debemos favorecer si queremos potenciar una buena composición corporal. Y, al contrario, evitar aquel que está asociado a la enfermedad metabólica, concretamente obesidad, diabetes tipo 2, dislipemias... Más adelante veremos qué tipos de alimentos te interesan y cuáles no. Pero ya puedes ir descartando los que son light.

Por otra parte, estas sustancias edulcorantes confunden al cerebro haciéndonos creer que estamos ingiriendo calorías, pues **el sabor dulce ha sido desde siempre sinónimo de energía para nuestro cerebro**. Esta confusión alterará también nuestro comportamiento y favorecerá que salgamos a conseguir esa energía que el organismo está esperando, lo que aumentará nuestra ingesta.

Además, desde que estos productos están en el mercado, las tasas de obesidad y problemas de tipo metabólico no han dejado de aumentar. No es que se deba a los productos light, pero claramente estos no han podido hacer nada para evitarlo.

DEJAR DE LADO ALIMENTOS INTERESANTES (FALSOS MITOS).
Aquí encontramos el grupo de alimentos que históricamente hemos dejado de lado porque engordan. En mi consulta no paro de encontrarme a gente muy sorprendida cuando le digo que tome aceitunas o aguacate. Pero ¿no engordaban un montón?

Vamos a repasar algunos mitos que no son ciertos, pues hacen referencia a alimentos que no solo no engordan, sino que además te ayudarán a perder peso. Y que, por tanto, deberían formar parte de la despensa o la nevera para adelgazar con salud.

- La patata. Es verdad que la patata es calórica y que, si queremos hacer control de peso, no podemos contabilizarla junto al resto de los vegetales. Es más bien una fuente de hidratos de carbono, como el arroz o las legumbres, pero resulta que, si la cocinamos y la dejamos enfriar, se vuelve una gran aliada para controlar el peso. ¿Cómo? Te lo explicaré en el capítulo de microbiota intestinal, pues tiene que ver con el hecho de que alimenta un tipo de bacterias beneficiosas para adelgazar, entre otras bondades.

Es un error quitarla de la dieta. Lo que puedes hacer es incorporarla en ese ⅓ del plato dedicado a hidratos de carbono y/o proteína. Pero, sobre todo, prepararla bien: cocinarla (es mejor asarla entera con piel, al horno) y luego **dejarla enfriar durante un día en la nevera**. Esta patata se puede volver a calentar sin que pierda su poder prebiótico a temperaturas que no superen los 130 °C.

Mediante este tratamiento (enfriar 24 horas en nevera) el almidón de la patata se convierte en almidón resistente tipo 3, lo que también puede conseguirse en otros alimentos (en menor medida, pero siempre vale la pena hacerlo): el plátano macho, el arroz de grano largo, las lentejas y el boniato.

Luego viene el grupo de los alimentos grasos, que, por ser muy calóricos, han sido los grandes parias de cualquier menú elaborado con el fin de adelgazar. Ya hemos hablado de los errores del pasado y de los riesgos de suprimir las grasas de nuestra dieta.

- Los frutos secos. Ya existe mucha evidencia de que, a igual cantidad de calorías, los frutos secos engordan menos que otros alimentos o productos. Además, son un excelente snack para llevar encima y tomar entre comidas, y evitar productos industriales que, aunque tengan menos calorías, seguro que nos harán engordar más. **Son grasos y son calóricos, pero son muy interesantes para perder peso y para la salud en general.**

   Deben consumirse en su estado natural. Esto quiere decir que ni con sal, ni con miel, ni fritos. Y también es muy importante no cometer el error de confundirlos con la fruta seca, como los orejones, las pasas o los dátiles. Estas últimas contienen mucho azúcar y deben tomarse con moderación. Los frutos secos son almendras, avellanas, nueces, pistachos, anacardos, piñones, etc.

   La cantidad de frutos secos aconsejable debe ser un puñado con la mano cerrada, pues es la cantidad que somos capaces de digerir.

   Son una excelente alternativa para acompañar la pieza de fruta, pues ayudan a dosificar la entrada de azúcar y dan más sensación de saciedad. Además, es una combinación deliciosa.

- Las aceitunas, igualmente, son un muy buen snack o aperitivo si no queremos llegar famélicos a la siguiente comida. Igual que antes, es importante controlar la cantidad para que no resulten pesadas y para no excedernos en el aporte energético. Pero, sin duda, es mucho mejor tomar unas aceitunas que cualquier snack de bolsa, aunque estuviéramos —otra vez— hablando de la misma cantidad de calorías.

   En el momento de escogerlas, cada uno tendrá sus preferencias, pero **hay que vigilar que no contengan aditivos como el glutamato monosódico,** que es un potenciador del sabor que suelen llevar y que crea adicción. Es importante evitarlo porque, además de que será difícil parar de comer, el glutamato monosódico es un aditivo potencialmente muy dañino a nivel neurológico. Las aceitunas negras suelen ser menos calóricas que las verdes, y en forma de olivada son una gran opción para el desayuno.

- El aguacate, por su parte, también es un gran aliado en la pérdida de peso, pues es altamente saciante y tiene la capacidad de reducir los niveles de azúcar en sangre, además de que es muy bajo en azúcar. Sus grasas son fabulosas (contiene mucho ácido oleico, como el aceite de oliva). En cuanto a su textura, lo convierte en el sucedáneo perfecto de otros productos untables mucho menos aconsejables para nuestro objetivo, como las mantequillas o los quesitos. Una vez más, incorporar aguacate en la ensalada es una buena idea si queremos perder peso. Eso sí, intenta que sean de producción local, pues en algunos países su explotación ha llegado a generar un gran daño medioambiental.

Y, llegados a este punto, toca hablar de la fruta, también injustamente marginada y a la que se le han atribuido unos cuantos mitos.

La fruta, **si bien es rica en fructosa, un azúcar simple, es un alimento muy saciante y nutritivo**. Nutritivo porque en su composición siempre hay una enorme cantidad de vitaminas y minerales. Por si fuera poco, contiene mucha agua y su fibra contribuye a un mejor tránsito intestinal, genera mucha saciedad, alimenta bacterias interesantes y dosifica la entrada de la fructosa, además de obligarnos a masticar, que también es importante.

Si basamos nuestra alimentación en alimentos reales, la fruta no debería ser un problema en absoluto. **Sí que vale la pena vigilar en qué momento del día resulta más fácil de digerir**. Para mí, el mejor momento es sin duda entre comidas. Y también debemos vigilar que no desplace el consumo de verdura pues, aunque ambas son densas nutricionalmente, las verduras ganan. Con dos o tres piezas de fruta al día estaríamos haciendo un consumo razonable, en términos generales, claro.

Pero lo más importante de todo: la fruta es mejor comerla entera o, como mínimo, con pulpa (si hacemos un batido). Un zumo siempre será una opción menos recomendable si queremos perder peso, por tres motivos principales: 1) al no tener pulpa o fibra, la entrada de azúcar es mucho mayor; 2) para hacer un zumo necesitaremos siempre unas cuantas piezas, que enteras no hubiéramos comido; 3) genera poca o nula saciedad.

Las frutas que menos elevan el azúcar en sangre son las moras, los arándanos, las fresas, las frambuesas, las grosellas (es decir, los frutos del bosque), las mandarinas, el pomelo, el limón y el coco. El coco, aunque no es de estas latitudes —y siempre preferiremos comer la fruta de temporada y local—, tiene la ventaja adicional de que debe masticarse mucho, lo que es un gran recurso para saciarnos antes y calmar la ansiedad por comer.

Algunos errores típicos cuando queremos adelgazar	
Incorporar alimentos que ayudan a perder peso antes de eliminar aquellos que nos perjudican	Vamos por orden: primero renuncia a lo que vienes haciendo mal y luego incorpora nuevas alternativas
Compensar un desliz	Es mejor planificar una excepción que compensar deslices
Pasar hambre	No hace falta pasar hambre, aunque sí llegar con apetito a la siguiente comida
Consumir productos light	Confundirás a tu cerebro a la vez que estropearás tu salud intestinal
Dejar de lado alimentos interesantes	Falsos mitos sobre alimentos que en realidad no engordan (y que te ayudan a adelgazar): patata, frutos secos, aceitunas y aguacate

8.
Macronutrientes y alimentos: ¿cuáles son más convenientes para perder peso?

Antes de entrar en el tema de la composición nutricional de los alimentos, vuelvo a defender una idea fundamental para mí, una máxima que se aplica a cualquier recomendación dietética: **es más importante pensar en alimentos (en su totalidad) que cuadrar calorías y macronutrientes**. No caigas en el reduccionismo nutricional: el efecto de un alimento en el cuerpo no puede predecirse a partir del estudio aislado de sus nutrientes (ni de su valor calórico). La industria de la comida ha sabido desviar la atención y convencernos de que lo estamos haciendo bien consumiendo productos 0 % o alimentos funcionales (enriquecidos con vitaminas, minerales u otras sustancias sintéticas). Pero justamente aquí reside una buena parte de los problemas de sobrepeso de la sociedad moderna.

Dicho esto, y habiéndonos asegurado primero de que nuestras neveras y despensas contienen alimentos reales, podemos pasar a estudiar la composición y conveniencia de sus macronutrientes para conseguir nuestro objetivo de perder peso. Sin duda alguna, **existen alimentos más beneficiosos que otros, pues sus calorías se comportarán de una manera u otra según su composición en macronutrientes**. Utilizando este criterio podremos construir nuestro plato casi sin riesgo de equivocarnos. Y de paso, aprenderemos un poco más de nutrición.

LA PROTEÍNA. Comencemos con la proteína. Se trata de un macronutriente interesante al que daremos prioridad para mejorar nuestra composición corporal, pues, además de todas las funciones que cumple a nivel orgánico, **eleva la saciedad y su consumo minimiza la pérdida muscular**. Por otra parte, metabólicamente es difícil que se acumule en forma de grasa. Su aporte calórico es de 4 kilocalorías por cada gramo. Existen diferentes recomendaciones para el consumo de este macronutriente, dependiendo, en gran parte, del nivel de ejercicio físico y también del objetivo que se persiga. Según el caso, podemos hablar de un rango que va desde los 0,8 g de proteína por kilo (peso del individuo) hasta los 2 g/kg por día.

En la **dieta vegetariana**, muchos de los alimentos que aportan proteína suelen estar compuestos también por una proporción importante de hidratos de carbono (sobre todo legumbres y cereales) y, por tanto, además de escogerlos cuidadosamente para asegurar un aporte completo de aminoácidos, los incorporaremos con mesura a nuestro plato si el objetivo es perder peso.

La ingesta de proteína estimula la secreción de una hormona llamada glucagón, cuyo efecto es antagónico al de la insulina. **Cuando consumimos alimentos ricos en hidratos de carbono, que elevan nuestros niveles de insulina, es interesante añadir una fuente de proteína que, gracias a la acción del glucagón, atenuará la subida insulínica.**

Con respecto a las carnes y la probabilidad de contraer cáncer, hay que entender que cuando hablamos de carne nos referimos a la de buena calidad: idealmente, de un animal pequeño que ha vivido en libertad y ha sido alimentado con su comida fisiológica. Esta carne no aumenta la probabilidad de contraer cáncer. Definitivamente, **la calidad de la carne estará determinada por la calidad de vida que haya tenido el animal**.

Otro aspecto importante que deberemos cuidar al tomar proteína de origen animal es procurar **acompañarla de una ración de verduras**, ya que estas aportarán una buena cantidad de fibra y antioxidantes que interesan para limpiar el organismo de los residuos que pueda generar el consumo de carne.

Por último, si tenemos un presupuesto limitado para comprar alimentos ecológicos, es más aconsejable destinarlo, antes que nada, al producto animal, que es el más afectado por los cuidados convencionales y agrotóxicos (piensos, pesticidas, antibióticos, falta de movimiento, etc.).

Dicho todo esto, las proteínas animales que priorizaremos son:

- huevos
- pescado azul pequeño (caballa, boquerones, anchoas, sardinas)
- pescado blanco
- mariscos: sepia, gambas
- aves
- conejo

CARBOHIDRATOS. Los hidratos de carbono o glúcidos son un macronutriente con una función principalmente energética para el organismo. Aportan 4 kilocalorías por gramo, igual que la proteína, aunque se comportan de manera muy diferente en el organismo. A nivel nutricional, los carbohidratos se pueden clasificar en simples o complejos.

Cuando los hidratos de carbono entran en el torrente sanguíneo a través del intestino delgado, se produce una elevación de la glucosa en sangre y la consiguiente secreción de insulina para normalizar sus valores. Como hemos visto, un pico de insulina es poco recomendable y, por tanto, deberemos ser cuidadosos con la ingesta de carbohidratos: escogerlos bien, combinarlos correctamente y, por supuesto, limitarlos.

Entre los carbohidratos simples encontramos los monosacáridos y los disacáridos. Los primeros son moléculas simples, como la glucosa o la fructosa, mientras que los disacáridos son la unión de dos monosacáridos, como la lactosa (unión de una molécula de galactosa y otra de glucosa) o la sacarosa (que es el azúcar de mesa, formado por la unión de una molécula de glucosa y otra de fructosa). Estos carbohidratos entran en el torrente sanguíneo rápidamente generando también una respuesta insulínica abrupta.

Los hidratos de carbono complejos son los formados por la unión de tres o más monosacáridos. Los más comunes en nuestra dieta son los almidones y las fibras. Los almidones, por su parte, se descomponen en monosacáridos durante la digestión y liberan sus azúcares de manera más gradual que los carbohidratos simples. Las fuentes de almidón más interesantes son los tubérculos, raíces, legumbres y —en menor medida— los cereales integrales. Las fibras son carbohidratos que no conseguimos digerir y que pasan directamente al colon para ser fermentadas por nuestras bacterias. Son muy interesantes, pues alimentan nuestra microbiota intestinal y mejoran su perfil, y también porque dosifican la entrada de los azúcares que suelen acompañar. Las fuentes más aconsejables de fibra se encuentran en frutas, verduras, tubérculos, raíces, legumbres y cereales integrales.

Para evitar un pico de insulina, optaremos por los carbohidratos complejos y ricos en fibras fermentables. Otra forma de dosificar la entrada de azúcares en sangre y evitar fuertes elevaciones de insulina es acompañar nuestros carbohidratos de proteínas y grasas sanas que, de alguna manera, «secuestran» los azúcares y ayudan a ir liberándolos poco a poco en el torrente sanguíneo.

La cantidad de carbohidratos diarios que podemos ingerir es un tema bastante controvertido que solo puede resolverse de manera individual, pues no será igual para una persona físicamente activa que para una que lleve una vida sedentaria. También debe valorarse el nivel de sensibilidad a la insulina de cada individuo: si tiene resistencia a la insulina, las cantidades de carbohidratos que se puedan consumir serán más bajas que si hay una mejor sensibilidad insulínica. Algunos signos de resistencia a la insulina son: sensación de hambre cada pocas horas acompañada de bajadas de energía, necesidad de tomar algo dulce a menudo, acumulación de grasa a nivel abdominal, oscurecimiento de algunas zonas del cuerpo, como ingles y axilas, dificultad para perder peso, entre otros.

Optaremos, eso sí, por aquellos hidratos de carbono que aporten otros nutrientes, como vitaminas, minerales, agua, y que, como dijimos, entren en el torrente sanguíneo de manera controlada. Utilizando estos criterios, en el podio de hidratos de carbono que incorporaremos en nuestro plato para perder peso están los siguientes alimentos:

- tubérculos (patata, boniato, tupinambo), ricos en almidón
- legumbres (aunque estrictamente forman parte del grupo de proteínas vegetales, también son ricas en hidratos de carbono y por ello las incluyo en este grupo)
- bulbos (cebolla, ajo, remolacha), raíces (zanahoria, rábano, nabo...) y resto de las hortalizas
- frutas (enteras)
- en menor medida, cereales integrales (en grano) y lácteos fermentados

Los cereales son menos interesantes que las otras fuentes de hidratos de carbono pues, además de contener algunas sustancias problemáticas (sus fitatos inhiben la absorción de ciertos nutrientes y las lectinas pueden dañar los intestinos), son menos densos nutricionalmente, es decir, aportan menos nutrientes por caloría. Por tanto, no los priorizaremos como fuente de hidrato de carbono, aunque sí formarán parte del menú y le darán variedad. Dentro de este subgrupo, hay algunos más o menos aconsejables que otros.

Y las harinas, aunque estén elaboradas a partir de granos integrales, tienen un poder engordante mayor que los propios granos (se digieren más rápido, aumentan el azúcar en sangre y la producción insulínica en mayor medida, generan menos saciedad), así que las dejaremos de lado en la medida de lo posible. **Si consigues eliminar pasta, pan y galletas, sentirás menos hambre y conseguirás perder peso más fácilmente.**

En cuanto a los **lácteos**, limitaremos su consumo, pues no es un tipo de alimento interesante para perder peso. Cuando los tomemos, eso sí, debemos asegurarnos de que sean **fermentados** (yogur, kéfir, queso) y de calidad: **con su grasa** (nada de 0 %), **naturales** (sin sabores artificiales) y mucho mejor si son de **cabra u oveja** y **ecológicos**. La fermentación reduce algunos de sus problemas, como la lactosa, y el hecho de provenir de animales pequeños nos asegura que la proteína de la leche es más parecida a la humana y, por tanto, más fácil de gestionar metabólicamente para nosotros.

GRASAS. Históricamente estigmatizadas, ya hemos explicado que las grasas son una parte fundamental de nuestra dieta y, por tanto, tendrán una presencia destacada en nuestro plato para perder peso. Repasemos algunos motivos para defender la ingesta de grasas (sanas) como mejora de la composición corporal y la salud en general:

- Otorgan mayor saciedad que los hidratos de carbono.
- Aportan palatabilidad a los alimentos generando una mayor adherencia a la dieta.
- Son reguladoras hormonales.
- Activan el metabolismo (algunas son termogénicas, ya te lo explicaré).
- Nos permiten absorber determinadas vitaminas (A, D, E, K).
- Algunas tienen un altísimo poder antiinflamatorio.

Pero, como siempre, escogeremos las que son más saludables y necesarias: el aguacate, los frutos secos, las semillas, las algas marinas, las aceitunas, la yema de huevo, el pescado azul pequeño, el aceite de oliva virgen, el aceite de coco virgen, el ghee (o mantequilla clarificada). De nuevo, el origen del alimento será muy importante a la hora de evaluar si sus grasas son buenas o no.

¿Cómo se traduce todo esto en nuestro plato?

Tras este repaso por los diferentes macronutrientes y aquellos alimentos que más nos interesan de cada grupo, volvamos a nuestro plato para perder peso. Habíamos dicho que, en lugar de contar calorías y gramos, optaríamos por pensar en proporciones: pondremos 2 partes de vegetales por 1 de carbohidratos y/o proteína.

Con esta parte (⅓) podemos ir jugando, poniendo proteína al mediodía y carbohidrato por la noche, o al revés, y también combinar ambos si nuestro sistema digestivo es capaz de gestionar el mix. Si tenemos digestiones más lentas o débiles, mejor escoger entre uno y otro.

Durante la época de mantenimiento (una vez que hayamos perdido los kilos que queríamos quitarnos de encima), podemos pasar a ½ plato de verduras y el resto de proteína y/o carbohidrato, manteniendo el mismo tipo de alimentos. Te lo explicaré al final del libro.

APUNTE SOBRE EL MEJOR MOMENTO DEL DÍA PARA TOMAR CARBOHIDRATOS

Durante mucho tiempo se dijo que había que tomar los carbohidratos de día, porque de noche engordaban más. Esto no está demostrado y, de hecho, existen otros motivos para tomar carbohidratos de noche: además de optimizar la leptina (hormona de la saciedad), facilitan la entrada del triptófano al cerebro en el momento del día en que más lo necesitamos (te recuerdo que el triptófano es el aminoácido precursor de la serotonina, necesaria para producir melatonina, que es la hormona del sueño).

Normalmente, en los menús para perder peso incluyo carbohidratos en la comida o en la cena, no en ambas. Y proteína en la que no incluyo carbohidrato. Esto es lo que hago generalmente, pero también puedes encontrar platos en los que haya de los dos. Como no conozco tu capacidad digestiva, suelo separar estos tipos de macronutrientes (proteína animal y carbohidrato) que, combinados, dan más trabajo al sistema digestivo. Pero mientras ²/₃ de tu plato esté compuesto por vegetales, el resto es flexible (carbohidrato y/o proteína).

9.

¿Cuál es el mejor desayuno para perder peso?

Acabo de contarte cómo debe estar compuesto tu plato del mediodía y la noche para perder peso con salud.

El desayuno es distinto, sencillamente porque va a ser difícil consumir ⅔ de vegetales, aunque también te digo que sería lo ideal. La realidad es que damos un papel principal a los hidratos de carbono de absorción rápida —¡harinas!— y esto, como vimos, nos lleva a un pico glucémico que jugará en nuestra contra. Por este motivo, el desayuno es uno de los mayores desafíos al diseñar un plan para perder peso. En los menús propuestos encontrarás diferentes alternativas, pero todas con algunas características en común. **La prioridad absoluta la tendrán las grasas y las proteínas (de tipo animal o vegetal), mientras que los hidratos de carbono, por su parte, tendrán un lugar secundario.** Intentaremos, además, que sean complejos, de absorción lenta. Aquí no hablaré de proporciones, será más flexible.

¿Y por qué? Porque nos interesa estar saciados y que el hambre llegue de forma controlada, no como una urgencia que debamos resolver rápido y con más azúcar. Se estima que los azúcares aportan una saciedad media de 15 a 45 minutos, la grasa, de 2 a 3 horas, y la proteína, alrededor de 4 horas. No es para que cojas el cronómetro y midas, pues todo dependerá de qué alimento escojas y de cuánta cantidad tomes, pero como idea general sirve saber que hay mucha diferencia entre la saciedad que producen las grasas y las proteínas y la de los hidratos de carbono. Además, ¡el tipo de energía que aportan es tan diferente! En el apartado de las claves para perder peso, vimos que los picos de glucemia que la ingesta de azúcares provoca van seguidos de bajadas que solo podemos resolver con nuevas ingestas de azúcar. Esto no sucede cuando tu desayuno prioriza la presencia de proteínas y grasas.

La fórmula que te propongo te dará una energía más estable, evitará que sientas ansiedad por comer y activará tu metabolismo. Se ha visto que, para evitar caer en modo ahorro (cuando el organismo no recibe energía, empieza a gastar menos y acumular más), conviene empezar el día con proteínas y grasas de buena calidad. Además, la proteína ayuda a controlar la glucosa en sangre pues, como vimos antes, estimula la secreción de glucagón, antagonista de la insulina. Y, por si fuera poco, los aminoácidos que componen la proteína serán una buena materia prima para tu rendimiento mental. Las grasas, por su parte, equilibran el sistema hormonal, y ya vimos que esto es decisivo para alcanzar nuestro objetivo.

El desayuno debería ser una comida como las demás, esa es la verdad, aunque entiendo que es una propuesta difícil de aceptar en nuestro mundo occidental. De todos modos, si ves que te animas a empezar el día con una crema de verduras y un huevo poché, adelante, lo estarás haciendo genial. Pero si no te ves capaz, con preparar un plato rico en proteínas y grasas y bajo en azúcares estarás dando un gran paso igualmente. En los menús tendrás unas cuantas ideas para hacerlo.

LA PREGUNTA DEL MILLÓN: ¿QUÉ PODEMOS BEBER PARA DESAYUNAR? No escogeremos zumos porque, aunque la fruta sea de gran calidad, al desechar la pulpa la bebida supone una entrada de azúcar directa y cuantiosa en nuestro torrente sanguíneo, para nada recomendable.

Una buena opción es una infusión, que puede ser de tomillo, si lo que se busca es despejar la mente, o un té verde, si se quiere algo más estimulante. En general, cualquier infusión irá bien.

Si se prefiere el café, entonces debemos vigilar dos cosas esenciales. Por un lado, debe tomarse con moderación, y descartarlo si hay ansiedad o estrés. Por otra parte, el efecto sobre el organismo será mucho más beneficioso si no lo endulzamos. También es muy importante valorar la procedencia del café y asegurarse de que sea de buena calidad (lo mejor será siempre comprarlo en grano y molerlo en casa antes de prepararlo, ya que así evitamos que se oxide y hacemos un uso más sostenible, sin cápsulas de aluminio y plástico). Si decidimos añadirle leche, es conveniente limitarla, tomar solo un chorrito, de buena calidad (entera, mejor de cabra u oveja). Si en cambio utilizamos bebida vegetal, es clave que sea baja en azúcares (luego te explicaré dónde debes mirar en las etiquetas de tus bebidas vegetales para escogerlas bien).

Para quien quiera endulzar su infusión, té o café, sin duda la mejor opción es la estevia que, además de ser acalórica, posee un sinfín de propiedades terapéuticas, entre ellas, regular el azúcar en sangre. Pero no cualquier estevia, solo la planta —seca o fresca—, pues conserva tanto el principio endulzante (rebaudiósido) como el terapéutico (esteviósido). O, si no, la que, aun con otro formato, mantiene sus principios activos. La mayoría de las estevias que se venden en el supermercado contienen poco de esta planta sudamericana y mucho de otros compuestos poco beneficiosos para la salud. Una vez más, es fundamental leer las etiquetas.

10.
Microbiota
y sobrepeso.
¿Por qué vale
la pena cuidar
a nuestros
habitantes
intestinales?

En los últimos años, el mundo científico ha dedicado un especial interés al tema de la microbiota. Cuando hablamos de microbiota intestinal nos referimos a los microorganismos que habitan los intestinos y que, como ya se ha comprobado, ejercen un sinfín de funciones, entre ellas algunas que nos interesan en este libro.

Lo que se ha visto es que, **según la composición de nuestra microbiota intestinal, haremos una gestión u otra de las calorías que incorporemos a través de la dieta**. Es decir, que el mismo plato de comida se acumulará más o menos en nuestras células grasas según qué tipo de bacteria predomine en nuestros intestinos. Algunos ácidos grasos de cadena corta producidos por ciertas bacterias —como el butirato o propionato— mejoran la sensibilidad a la insulina que, como vimos, es recomendable para mantenernos en nuestro *set point* o nivel de grasa adecuado.

Por tanto, **una microbiota intestinal desequilibrada podría estar interfiriendo en nuestro objetivo de mejorar la composición corporal**. Algunos estudios han demostrado que las personas obesas tienen un desequilibrio entre dos cepas bacterianas (ambas con gran presencia en los intestinos): firmicutes y bacteroidetes, con predominio de las primeras, que son especialistas en fermentar hidratos de carbono. Las dietas ricas en gluten también aumentan los firmicutes. Lo esperable, en cambio, es que la proporción sea a favor de los bacteroidetes.

Se han realizado pruebas muy interesantes con ratones que muestran que, cuando a un ratón delgado se le inocula una microbiota de ratón obeso, incrementa sus depósitos de grasa, y al revés, si un ratón obeso recibe la microbiota de un ratón delgado, adelgaza.

¿SUPLEMENTOS O ALIMENTOS? Aun cuando la suplementación de probióticos puede ser útil en algunos casos, creo conveniente poner el foco en los alimentos, que también tienen un gran poder para modular la microbiota intestinal, y así seguimos con nuestro objetivo de fondo, que es aprender a comer de forma sana.

Si hacemos una alimentación que cuida los microorganismos de nuestro sistema digestivo, estaremos favoreciendo un equilibrio no solo en términos de metabolismo, sino también para los sistemas nervioso e inmunitario, que están en contacto directo con el intestino. Para ello, vale la pena incorporar en las comidas **alimentos prebióticos**, es decir, que dan de comer a las bacterias sanas. Esencialmente se trata de alimentos ricos en fibra fermentable y polifenoles, de los cuales las frutas y las verduras son los grandes representantes, las reinas, como siempre. También interesa ingerir **alimentos probióticos**, es decir, que contienen las bacterias que queremos que estén en nuestros intestinos. Estos alimentos son básicamente los fermentados, como yogur, kéfir, aceitunas, chucrut, encurtidos o miso (entre otros).

UNA NOTA FUNDAMENTAL: ¡QUE NO TE ENGAÑEN! Existen muchos productos alimenticios que se autocalifican como ricos en fibra, por ejemplo, la mayoría de los cereales de caja, galletas o algunos panes. La industria es cada vez más astuta con este tipo de productos en absoluto recomendables. A diferencia de los alimentos que contienen fibra de manera natural, estos productos están enriquecidos con fibra insoluble, que, lejos de cumplir una función prebiótica para nuestras bacterias sanas, son más bien irritativos de la mucosa intestinal y ladrones de nutrientes importantes. Además, vienen acompañados de un montón de sustancias indeseables (azúcar, grasas de pésima calidad, aditivos...). **Para no confundirte, escoge siempre alimentos sin procesar**.

El cuadro de la página siguiente ofrece una lista de alimentos para cuidar la microbiota (la lista es larga, aquí te doy solo algunos ejemplos).

Alimentos ricos en fibra fermentable y/o polifenoles	De qué manera, en qué momento
Manzana, pera	Cocidas, para la merienda
Plátano	Lo menos maduro posible. Entero, es un snack saludable y fácil de transportar
Zanahorias	Al vapor, como puré o crema
Semillas de chía y de lino	Remojadas en un pudin de chía, para desayuno o merienda
Algas agar-agar	Hidratadas, en una gelatina con fruta, de merienda o postre
Patata y boniato	Asados, enfriados o enfriados y recalentados a baja temperatura, para tortillas, ensaladas frías, purés...
Lentejas y garbanzos	En hummus, guisos, ensaladas, cremas... siempre con un remojo de como mínimo 8 horas (o toda la noche)
Arroz de grano largo	Acompañado de una buena ración de verduras
Copos de avena	En un *porridge* con bebida vegetal baja en azúcares, fruta, semillas, frutos secos, en el desayuno
Cacao	Puro. Acompañando el pudin de chía. En forma de harina para hacer creps. En un chocolate casero (¡hay receta!), para consumo ocasional y moderado
Canela	Se puede espolvorear encima del pudin de chía o de la fruta cocida
Miel cruda	Un endulzante natural del que no se debe abusar

COME PATATA Y ADELGAZA. Lo mencioné antes, en el capítulo de los falsos mitos. Ahora insisto porque, dentro de nuestros alimentos prebióticos, el almidón resistente tipo 3 tiene especial interés si se busca perder peso.

La patata se resiste a la digestión. Lo que sucede es que sus azúcares quedan atrapados en lo que se llama «almidón resistente» y, en lugar de pasar a la sangre abruptamente en el intestino delgado, pasan de largo hasta el colon, donde se convierten en alimento de las bacterias buenas (es gracioso lo de buenas y malas, porque uno se imagina unas mascotitas peluditas y simpáticas o unos monstruos con dientes afilados y babosos). Así pues, sus azúcares no se absorben al principio del intestino, como sucede con la patata cuando no la enfriamos 24 horas en la nevera.

El almidón resistente tipo 3 ha sido ampliamente estudiado en los últimos años y existe ya mucha evidencia científica que avala el consumo de este tipo de fibra para mejorar la salud intestinal y el metabolismo y, también, para adelgazar.

En relación a la pérdida de peso, podemos decir que las **ventajas del almidón resistente tipo 3** son:

- Reducir los niveles de glucosa en sangre, pues no se absorbe.
- Mejorar la sensibilidad a la insulina, lo que ayuda a quemar grasa (recordemos que la insulina inhibe la utilización de grasa como combustible).
- Aumentar la sensación de saciedad.
- Contener menos calorías.
- Alimentar un tipo de bacterias productoras de butirato, un tipo de ácido graso de cadena corta, importantísimo para reducir la inflamación y mejorar la sensibilidad a la insulina.

¿Te recuerdo cómo se consigue el almidón resistente tipo 3 de la patata? Muy fácil: cocinándola entera y dejándola enfriar en la nevera unas 24 horas. A partir de ese momento, se puede comer fría o recalentada.

11.
La despensa
para perder peso:
los alimentos
«nuevos»

Prometí no ponerme pesada con alimentos nuevos. De hecho, como ya he comentado, creo que la industria de la alimentación ha sabido colarnos unos cuantos productos con promesas milagrosas, distrayéndonos de lo que verdaderamente importa, que es comer comida real. No quiero contribuir a la moda de consumir cosas raras y poco sostenibles en detrimento de lo de toda la vida.

Así que, con esta música de fondo, me centraré en unos pocos alimentos relativamente nuevos que, además de ser cada vez más conocidos (no son tan frikis y seguramente unos cuantos ya los estés utilizando), nos interesan especialmente a la hora de adelgazar con salud. Veamos.

TAHINA. La tahina o tahin es una pasta de semillas de sésamo. No debería llevar nada más que sésamo triturado o, como mucho, un poco de aceite de oliva virgen para mejorar su textura. Se puede elaborar en casa, pero en el mercado hay muchísimas marcas que comercializan este alimento de buena calidad, y no es especialmente caro. Mejor la tahina oscura que la clara, pues la primera está elaborada a partir de sésamo integral.

Sirve para elaborar hummus o patés, y puede acompañar un crep o un trozo de fruta. Es muy fácil de integrar en la cocina y es una fuente de grasas sanas y de proteína muy recomendable, además de ser rica en micronutrientes. Se puede reservar en la nevera y dura muchísimo tiempo.

TRIGO SARRACENO. Este pseudocereal, que afortunadamente se ha puesto de moda en los últimos años, tiene, entre otras ventajas, la de no contener gluten, una sustancia poco adecuada para quienes deseen perder peso y, en general, poco interesante para todos. Su nombre suele dar lugar a confusión, pues muy poco tiene en común con el trigo normal, que, de hecho, intentaremos mantener alejado de nuestra dieta.

Es un alimento con un índice glucémico medio-bajo, en relación a otros granos, y por tanto no produce subidas insulínicas abruptas. A nivel nutricional, además, es muy interesante por su contenido en proteína (es de muy buena calidad, un aspecto que tener en cuenta en dietas vegetarianas), sustancias antioxidantes y fibra.

También es muy fácil de incorporar a la dieta, como grano tal cual o para realizar hamburguesas y creps (tendrás la receta). Es importante dejarlo bastante tiempo en remojo antes de utilizarlo, pues así se eliminan sus antinutrientes (sustancias que inhiben la absorción de vitaminas y minerales).

ACEITE DE COCO. Le dedicaremos un capítulo, pero ya te adelanto que es un gran aliado para la pérdida de peso y que es muy fácil de incorporar en la cocina. Para utilizarlo, debe gustarte el sabor del coco, porque es muy perfumado y deja siempre un saborcito a esta fruta. En las cremas de verduras, para saltear frutas u hortalizas, en los batidos... ¡o en el café! Hay un sinfín de usos para este alimento que, si bien no es de nuestras latitudes, te irá muy bien si quieres quitarte unos kilos de encima. Una vez más, un alimento que desmonta el mito de que las grasas engordan. Eso sí, intenta comprarlo de máxima calidad y de producción responsable y sostenible.

PLÁTANO MACHO. Otro alimento de nombre confuso. A diferencia del plátano de toda la vida, el plátano macho es de mayor tamaño, color verde y rico en hidratos de carbono complejos en forma de almidones (si se cocina y se deja enfriar 24 horas, se forma nuestro almidón resistente tipo 3). No es dulce como el plátano normal, y su sabor se parece más al de la patata. El plátano macho o plátano verde es una fruta originaria de Asia muy utilizada en algunas zonas de África y América Latina apto para recetas dulces y saladas (tendrás una receta de base de pizza).

AGAR-AGAR. El agar-agar es la fibra de un grupo de algas que, en contacto con el agua, puede gelatinizar. Es altamente remineralizante y, además, tiene propiedades para aliviar el estreñimiento ocasional. Entre otras ventajas, el agar-agar genera saciedad con pocas calorías y alimenta una microbiota intestinal beneficiosa. En la cocina sirve para realizar gelatinas sin utilizar productos de origen animal y llenos de azúcares y aditivos. Tendrás un ejemplo en la sección de recetas.

GHEE O MANTEQUILLA CLARIFICADA. En la mantequilla clarificada el agua de la leche se ha evaporado y los sólidos —en su mayoría proteínas y azúcares— se han apartado, por lo que solo queda la grasa. El ghee es esto mismo, pero con una diferencia: en su proceso de elaboración se calienta durante más tiempo, y consigue un punto más ahumado y un sabor dulzón que recuerda a las nueces. Es delicioso y combina casi con cualquier plato e, incluso, con algunas bebidas: para saltear verduras, en una crema o puré, para una tostada...

Por ser altamente saturada, la grasa del ghee es muy estable, lo que permite usarlo en cocciones a altas temperaturas. Tolera hasta 250 °C sin riesgo de oxidarse; fundamental en la cocina saludable.

El ghee puede formar parte de la dieta cotidiana siempre que se haga un uso moderado y que se compre de buena calidad, o que se elabore en casa con mantequilla procedente de vacas de pastoreo. Te recuerdo que la calidad del producto animal dependerá de la vida que haya tenido ese animal: no será lo mismo la carne o la leche obtenidas de una vaca que ha vivido en libertad, que ha pastado hierba (su alimento fisiológico), que las de una vaca que haya comido cereal o haya estado estabulada.

VINAGRE DE UMEBOSHI. Se trata de un vinagre elaborado a partir de la ciruela umeboshi, una variedad oriental de ciruela que se seca y luego se deja fermentar durante un tiempo (dos años aproximadamente). Tiene un sabor muy característico, ácido y salado, y como alimento posee multitud de propiedades medicinales: probiótico, muy alcalinizante, desintoxicante y depurativo, altamente digestivo, etc.

Cuando utilices el vinagre de umeboshi (que puedes encontrar en tiendas de dietética con bastante facilidad) para aliñar una ensalada, por ejemplo, no añadas sal y, además, utilízalo con mucha moderación, justamente por su sabor fuerte. Más adelante te explicaré cómo lo empleo para salar semillas de calabaza y realzar el sabor de las cremas de verduras.

DÁTILES MEDJOOL. Los dátiles son una gran alternativa para endulzar las recetas. La variedad Medjool es especialmente interesante en la cocina, pues es más carnosa y ayuda a conseguir texturas más suaves, cremosas. Si no encuentras esta variedad, opta por dátiles lo más carnosos posible y remójalos un rato antes de comenzar a elaborar la receta.

LEVADURA NUTRICIONAL. No es imprescindible en la despensa, pero sí muy interesante, pues, además de ser muy nutritiva (rica en vitaminas del grupo B y minerales como magnesio, calcio, hierro, cobre, cromo y selenio), tiene un sabor delicioso, a nuez. Solo la he incorporado en el pesto vegano, pero se puede usar en otras recetas, como huevos revueltos o, incluso, en las cremas de verduras. Vale la pena probarla. Y es más beneficiosa que la levadura de cerveza.

12.
¿Cómo
endulzar?

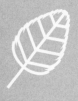

¡Vaya lío con el tema de los endulzantes! Porque aunque ya estamos enterados de que el azúcar de mesa (blanco) debe ser desterrado de nuestras despensas, existen un montón de otros alimentos y productos con poder endulzante, y ya no sabemos por cuál decantarnos. Los hay naturales y los hay sintéticos, en formato líquido y también granulados, los hay acalóricos... los hay mejores y peores. A continuación, te presento brevemente los que nos podemos encontrar más comúnmente, para luego elaborar un podio de los endulzantes.

Lo ideal será siempre ir a buscar el dulzor natural de los alimentos. Y si queremos endulzar un postre o una bebida, probar primero con alguna alternativa de este tipo. Los alimentos naturalmente dulces son el plátano maduro, la compota de manzana (ambos sirven para rellenar un crep o preparar un bizcocho, por ejemplo); algunas especias como el regaliz, la canela y la vainilla, que aportan dulzor y a la vez un sabor sutil y delicioso (¡hay que probar el café con canela!); los dátiles, perfectos para hacer una mermelada casera (véase el apartado de recetas), las pasas, un clásico snack dulce, y el coco rallado, imbatible en el pudin de chía. Un dato interesante: la canela ayuda a mejorar la sensibilidad a la insulina, es decir, que endulza y a la vez favorece una buena gestión de la glucosa.

Si lo que necesitamos es algún endulzante granulado, parecido al azúcar de mesa, las alternativas son el azúcar de coco, que tiene un índice glucémico inferior al azúcar normal pero que resulta muy caro y poco sostenible; el azúcar de panela, rapadura o mascabado, un tipo de azúcar de caña integral, que mantiene los micronutrientes (vitaminas y minerales). Cuidado cuando compres azúcar integral, pues lamentablemente hay mucho azúcar blanco teñido en el supermercado que de integral no tiene nada. Suele ser habitual que nos engañen con el concepto de integral y que nos quieran dar gato por liebre.

También en el grupo de los granulados se encuentra el xilitol, que es un alcohol de azúcar que se obtiene de la corteza del abedul. Su sabor es dulce y su digestibilidad es baja, motivo por el cual es muy poco lo que podemos absorber de él, por lo que se trata de un tipo de carbohidrato escaso en calorías. No sube prácticamente el azúcar en sangre, es casi acalórico, pero tiene la desventaja de que puede dar problemas digestivos, tipo gases o diarrea, con lo cual hay que vigilar cómo sienta y tomarlo con moderación.

La miel es otro de los endulzantes que a la vez es un alimento. Y si bien tiene propiedades beneficiosas cuando se toma cruda (enzimas, aminoácidos, minerales, vitaminas, antioxidantes...), también eleva los niveles de azúcar en sangre de manera abrupta. Por tanto, pulgar arriba para la miel cruda, pero tomada con mucha mesura.

En cuanto a los siropes y melazas, donde suele haber más confusión, debemos ser prudentes, pues aunque muchos de ellos provengan de alimentos naturales (el arroz, algún árbol, etc.), suponen una subida insulínica poco interesante o son demasiado ricos en fructosa, lo que también es problemático a nivel metabólico. Además, suelen ser altamente procesados.

El grupo de los endulzantes acalóricos y artificiales, como la sacarina o el aspartamo, deben desaparecer de la despensa, junto con el azúcar refinado. Por motivos diferentes, pero, como te expliqué en el capítulo de los productos light, este tipo de endulzantes sintéticos perjudican mucho a nuestra microbiota intestinal, a la vez que confunden a nuestro cerebro.

La estevia, mucho más que un endulzante

Y luego está la estevia, una planta de origen sudamericano que, afortunadamente, cada vez es más accesible para quienes estamos a este lado del Atlántico (de hecho, no ha pasado mucho tiempo desde que ha conseguido salir de la ilegalidad aquí en España).

La *Stevia rebaudiana* ha sido utilizada durante más de mil años por el pueblo guaraní para endulzar y también para curar. Su poder terapéutico abarca varios aspectos de la salud, entre ellos el más estudiado es el de mejorar la sensibilidad a la insulina. Para las personas que tienen dificultades para gestionar el azúcar en sangre, una infusión de estevia al día puede significar una buena ayuda.

Y para todos, la estevia en hojas es sin duda la mejor alternativa para endulzar las infusiones o cualquier preparación que queramos endulzar. Su sabor es particular (algo metálico para algunos, parecido al regaliz para otros), y la realidad es que no gusta a todo el mundo, pero si hay un alimento que se merece una oportunidad, es la estevia.

Mi recomendación final en relación a los endulzantes es que intentemos necesitarlos cada vez menos y que, en cambio, conectemos con el sabor dulce natural de los alimentos, como los del primer grupo (plátano, manzana...). Nos hemos acostumbrado a endulzarlo todo, a mantener hiperestimulado nuestro paladar, y hemos perdido el placer por el sabor natural de los alimentos. Pero no olvides que tenemos receptores del sabor dulce en el cerebro que nos invitan a tomar más comida y, por tanto, a aumentar nuestra ingesta calórica (esto viene desde tiempos prehistóricos, en que lo dulce era un indicio de que lo que comíamos era inofensivo y nutritivo, mientras que lo amargo indicaba que ahí había algo tóxico y peligroso). Por suerte, esto se reeduca, y cuando volvemos a lo natural, la recompensa es grande.

13.
Aceite de coco y termogénesis. El truco del aceite de coco y el café

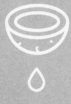

Como hemos comentado, un poco por encima, la grasa del coco aumenta el metabolismo o, lo que es lo mismo, nos hace quemar energía más rápido. Esto se debe a su alto contenido en ácidos grasos de cadena media (especialmente el ácido láurico), que tiene la propiedad de estimular los procesos de termogénesis en el tejido adiposo marrón, es decir, de aumentar la combustión de grasas.

Además, lejos de perjudicar la salud cardiovascular, el aceite de coco —si es virgen, o sea que ha sido extraído mediante procedimientos mecánicos y no ha sufrido ningún otro procesamiento— tiene una gran cantidad de compuestos antioxidantes y es un alimento muy antiinflamatorio. No da trabajo al hígado (requiere poca bilis para su emulsión) y es un aliado de un tipo de microbiota intestinal saludable. Muy importante también: resiste muy bien el calor, con lo cual es una opción mucho más segura que cualquier otro aceite para cocinar, excepto el de oliva, también muy resistente al calor, que además es propio de nuestra zona.

Algunos profesionales aconsejan usar aceite de coco en cada una de las comidas principales: una cucharadita en el té o batido de la mañana; otra cucharadita para cocer las verduras del mediodía y otra cucharadita más para incorporar en la crema o caldo de la noche. Además de aportar un aroma muy agradable, algo dulzón, estaríamos potenciando la quema de calorías.

Existe un truco que se ha hecho viral en las redes y que podría conseguir resultados muy rápidos en la pérdida de peso: café y aceite de coco. El aceite de coco ya vimos por qué. ¿Y el café? El café es una bebida con algunas sustancias beneficiosas, como los polifenoles, con efectos antiinflamatorios y antioxidantes. Además, mejora los niveles de adiponectina, una hormona que aumenta la quema o utilización de las grasas del cuerpo, y también reduce los niveles de glucosa en sangre. Cuanta más adiponectina se fabrica, más adelgazamos. **Sin esperar milagros, el truco puede ser un pequeño extra interesante dentro de una pauta de alimentación saludable**.

No obstante, el café también tiene otros efectos sobre el organismo que podrían entorpecer el objetivo de ganar salud. Por un lado, si se acompaña de leche o de azúcar, estaremos transformando el producto por completo, y seguramente sus desventajas serán mayores que el beneficio que puede aportar quemando grasa. Mejor sin leche y amargo (o se puede endulzar con canela). Por otra parte, el café irrita bastante la mucosa gastrointestinal, y su cafeína puede generar nerviosismo. Dicho esto, si no hay problemas ni gástricos ni para dormir, el café de buena calidad en una dosis baja no es un problema. Pero si hay ardores estomacales, estrés o ansiedad, mejor optar por otras bebidas.

Para los que prefieran no tomar café, también está el té verde, que contiene un tipo de antioxidante, la cetaquina, que favorece la pérdida de peso al aumentar la termogénesis y la lipólisis. Es una alternativa evidentemente sin endulzar, pero el aceite de coco ya le dará un aroma.

14.
¿Por qué hay que suprimir el alcohol si queremos perder peso?

Por unanimidad, el alcohol debe quedar fuera del menú si se quiere perder peso con salud. Quizá pueda uno permitirse una copita de vino tinto de tanto en tanto, a modo de excepción, pero en fase de pérdida de peso, mejor nada de nada.

Lo que sucede con el alcohol es que, por un lado, es altamente calórico: puro, aporta unas 7 kilocalorías por gramo, es decir, casi el doble que los hidratos de carbono (que tienen 4 kcal/g) y casi tantas como las grasas (9 kcal/g). Se trata de calorías que no proporcionan ningún nutriente, en suma, vacías, y que tampoco dan saciedad.

Por otra parte, nuestro cuerpo intenta quitárselo de encima rápidamente y lo transforma en energía para quemarla antes de ponerse a quemar glucógeno o grasa almacenada. Es decir, si ingieres alcohol, dejas de quemar grasa.

Además de entorpecer el proceso de pérdida de peso, el alcohol es uno de los grandes enemigos de nuestro hígado, ya que le ocasiona un trabajo excesivo y lo daña.

15.
Menú de 10 días para cada estación y recetas básicas y no tan básicas para disfrutar perdiendo peso

En esta sección encontrarás el plan de acción para perder peso, con una serie de menús para 10 días para cada estación del año. La única diferencia entre ellos es que están adaptados a los alimentos de temporada y, lógicamente, se proponen cocciones adecuadas al clima. Además, cada uno de los menús tiene una versión adaptada a vegetarianos.

En primavera y otoño, por otra parte, me gusta incorporar alimentos que tengan afinidad con el hígado, que la naturaleza ya nos brinda. Esto se debe a que son momentos del año en que nuestro maravilloso órgano depurador tiene más fuerza y vale la pena darle un poco más de caña.

El hígado posee innumerables funciones vitales para nosotros y es un gran aliado en la pérdida de peso y en generar una mejor composición corporal.

La depuración hepática suave en ayunas que te propondré durante la primavera y el otoño puede hacerse toda al mismo tiempo en un vaso o con un poco de agua tibia. Es absolutamente opcional. Si te sienta mal, no te preocupes, no la hagas.

Al final de todos los menús, encontrarás las recetas (algunas muy básicas y otras no tanto) de los platos que están destacados. Mi objetivo es que disfrutes comiendo, que te animes a conocer nuevos alimentos aliados y que, poco a poco, te familiarices y enamores de esta nueva forma de comer. Para algunos el cambio será más abrupto que para otros, pero te aseguro que es posible y positivo para todos.

A continuación, te explico algunos puntos generales que suelen dar lugar a dudas.

- No hay cantidades marcadas, pero intenta siempre dos cosas: que en tu plato predominen las hortalizas (recuerda la regla del 2/3:1/3), y conecta con la saciedad. Si comes primero y segundo, procura que todo quepa en un solo plato o utiliza dos platos de postre.

- Para beber, mis recomendaciones son agua, por supuesto (que puede ser con o sin gas), infusiones, zumo de limón (que lleve solo limón, agua y, si te apetece, estevia, menta y jengibre). Deja de lado definitivamente los refrescos y cualquier bebida light.

- La bebida de la mañana se puede endulzar con hojas secas de estevia. El café puedes cortarlo con un chorrito de leche entera o bebida vegetal. En general, te recomiendo que desconfíes de estas últimas y que leas bien las etiquetas, pues suelen llevar azúcares añadidos. De manera muy simple, en la información nutricional tienes que mirar donde dice «de los cuales azúcares». Lo ideal es que no supere los 4 g/100 ml. Las que naturalmente deberían cumplir con esto son las de frutos secos (almendras, avellanas) o la de coco.

- Lácteos. No soy muy partidaria de los lácteos, considero que no son ni especialmente aconsejables ni necesarios. Te encontrarás algún queso, que le da mucha alegría a cualquier plato y, en algunos desayunos (uno por estación), verás un yogur griego o un kéfir/yogur de cabra. No tienes que tomarlos si no sueles optar por lácteos, pero, si lo haces, procura que sean enteros, naturales (sin sabores) y fermentados (yogures, kéfir, quesos). Mucho mejor si son de animal pequeño (cabra, oveja) y si son ecológicos, como ya he comentado con anterioridad.

- Pan. Resérvalo para el desayuno y procura que sea de máxima calidad. Preferentemente, lo más artesanal posible (de panadería), elaborado con masa madre y mediante una fermentación lenta. Prioriza también que esté elaborado con harinas de cereales integrales diferentes del trigo moderno. El kamut y la espelta son variedades del trigo más antiguas y, por tanto, menos nocivas que también puedes escoger.

De todas formas, mi objetivo es que consigas quitarte el pan de encima durante la fase de pérdida de peso, y para ello te daré varias opciones alternativas.

- No hace falta que comas todos los desayunos, puedes elegir los que más te gusten e ir repitiendo. En cualquier caso, te aconsejo que pruebes cada uno y verifiques cómo te encuentras el resto de la mañana, para luego quedarte con aquellos que más te convienen.

- Cantidad de comidas. Como ya te expliqué, yo soy más de la idea de ir abriendo lo más posible la ventana del ayuno, es decir, que pase un buen rato entre ingesta e ingesta. Que llegues con hambre a la siguiente comida es algo esperable y deseable. Aun así, verás que hay una opción para media mañana y media tarde, si ves que lo necesitas.

- Postre. Es uno de los temas que suele preocupar, pues nos hemos habituado a tomar algo dulce para cerrar las comidas. Y, además, el cerebro nos lo pide a gritos. Durante la fase de pérdida de peso anularemos los postres porque, por un lado, buscamos un equilibrio calórico que nos ayude con nuestro propósito y, por otro lado, porque queremos liberarnos de ataduras mentales que nos vinculan a la comida desde un lugar perjudicial. Si tienes costumbre de tomar algo dulce al final de la comida, sentirás su falta los primeros días, no te lo voy a negar. Pero si sigues firme en tu propósito y dejas de lado los postres, te aseguro que sentirás más ligereza física y mental. Un obstáculo menos. Luego, cuando ya estés en tu peso, no veo ningún problema con que te tomes un postre de tanto en tanto, pero cuando tú lo decidas y no cuando te lo exija tu cerebro de manera tirana. Y siempre escogiendo las mejores opciones, con ingredientes naturales.

- Hortalizas: si no te gusta la coliflor, pero sí te gusta la espinaca, adelante, sustituye sin miedo. En general, las verduras pueden reemplazarse todas por todas, aunque debes tener más cuidado con ciertos tubérculos, como las patatas o el boniato, que son muy ricos en carbohidratos. Como te expliqué en el capítulo de macronutrientes, mi consejo es que las pongas en la fracción del plato correspondiente a los hidratos, pues son muy beneficiosas nutricionalmente y sería una pena que las eliminaras de tu dieta. De hecho, la patata enfriada es un alimento prebiótico muy recomendable para perder peso, como hemos visto también. El resto lo puedes intercambiar a tu gusto: espinacas, lechuga, endivias, rúcula, hojas verdes en general, espárragos, alcachofas, apio, berenjena, repollo, brócoli, coliflor, col kale, pimiento, champiñones, zanahoria, cebolla, remolacha, ajo, etc.

- Intercambio de comidas. Todos los platos propuestos para comidas y cenas pueden intercambiarse; es decir, si no tengo ingredientes para la comida que me toca, pero sí para la comida de otro día, no hay problema en hacer esa comida y dejar para más adelante la de hoy. En general, todo se puede intercambiar con todo, pero mi experiencia me dice que lo mejor es intentar hacer las primeras semanas el menú tal cual, para asegurarnos de comer de todo. Las cenas están pensadas para ser cenas y las comidas para ser comidas y, también, cada día está pensado para que haya un cierto equilibrio de nutrientes, por eso me parece interesante seguir el menú tal cual. Pero si puntualmente resulta más fácil hacer hoy lo que tocaba otro día, no hay problema.

PRIMAVERA

	1	2	3	4	5
En ayunas	Depuración hepática suave: zumo de ½ limón y una cucharada sopera de aceite de oliva				
Desayuno	Rúcula y queso fresco de cabra sobre tostada de pan untada con olivada	1 o 2 huevos revueltos con jamón ibérico y germinados por encima	Yogur natural de cabra u oveja con manzana salteada en aceite de coco, espolvoreado con canela y nueces troceadas	**Batido de fresas y espinacas, con semillas de chía y bebida vegetal baja en azúcares**	Canónigos, ½ aguacate y bonito del norte sobre tostada de pan
Media mañana	Pieza de fruta entera + puñado de frutos secos				
Comida	**Wok de brócoli apenas cocido, con cebolla, ajo y garbanzos**	Ensalada de espinacas, aguacate y tomate **Hamburguesa vegetal**	Ensalada de patata enfriada, remolacha cocida, judías verdes y huevo duro	Ensalada de col lombarda aliñada con limón y aceite de oliva virgen Hamburguesa de ternera	Ensalada de escarola y zanahoria y remolacha ralladas **Tortilla de acelgas y patata enfriada**
Media tarde	Igual que a media mañana o aceitunas (unas 8) y pepinillos encurtidos				
Cena	Hinojo a la plancha con unas gotas de tamari Pollo a la plancha	Puré de zanahoria al toque de curri Caballa a la plancha	**Crema** de puerros con manzana Sepia o calamar a la plancha al toque de perejil	Arroz de grano largo enfriado con pisto y huevo poché encima	**Hummus de garbanzos** Verduras de temporada asadas al horno al toque de romero

MENÚ OMNÍVORO

6	7	8	9	10
Esperar 10 minutos para desayunar				
Tortilla de acelgas y patata del día anterior	Pudin de chía con mango (¼ de pieza aproximadamente), nueces pecanas y *topping* de nibs de cacao (opcional)	Rodaja de pan de plátano y 1 onza de chocolate puro	Crep de trigo sarraceno con crema de cacao casera	Plátano cortado por la mitad untado con tahina y espolvoreado con frutos secos picados y semillas
Ensalada de lentejas, pepino, tomate, cebolla y algunas hojitas de menta	Crema de coliflor al toque de cúrcuma Habas salteadas con cebolleta, puerro y dados de jamón ibérico	Verduras de temporada salteadas con dados de tofu previamente marinados en tamari	Espárragos envueltos en jamón del país Garbanzos salteados con cebolla y ajo, al toque de curri	Patata al horno a las finas hierbas Brochetas de cebolla, pimiento verde y pollo
Wok de espárragos verdes apenas cocidos, con cebolleta y gambas, aliñado con tamari	1 ración de quiche de calabacín y zanahoria con base de mijo Ensalada de hojas verdes	Alcachofa al vapor Salmón a la plancha al toque de eneldo	Ensalada de espinacas, ½ aguacate y champiñones Tortilla francesa de 2 huevos, rellena con queso fresco de cabra	Puré de guisantes Escalopas de merluza al horno

PRIMAVERA

	1	2	3	4	5
En ayunas	Depuración hepática suave: zumo de ½ limón y una cucharada sopera de aceite de oliva				
Desayuno	Rúcula y queso fresco de cabra sobre tostada de pan untada con olivada	1 o 2 huevos revueltos con espinacas y germinados por encima	Yogur natural de cabra u oveja con manzana salteada en aceite de coco, espolvoreado con canela y nueces troceadas	Batido de fresas y espinacas, con semillas de chía y bebida vegetal baja en azúcares	Tostada de pan con canónigos, ½ aguacate y alcaparras
Media mañana	Pieza de fruta entera + puñado de frutos secos				
Comida	Wok de brócoli apenas cocido, con cebolla, ajo y garbanzos	Ensalada de canónigos, aguacate y tomate Hamburguesa vegetal	Ensalada de patata enfriada, remolacha cocida, judías verdes y huevo duro	Lentejas estofadas con hinojo, zanahoria y cebolla	Ensalada de escarola con zanahoria y remolacha ralladas Tortilla de acelgas y patata enfriada
Media tarde	Pieza de fruta entera + puñado de frutos secos o pieza de fruta entera + onza de chocolate				
Cena	Crema de coliflor y setas al toque de cúrcuma, con huevo duro rallado por encima	Puré de zanahoria al toque de curri Tempeh de soja o garbanzos (previamente marinado con salsa de soja) a la plancha	Hummus de garbanzos Verduras de temporada asadas al horno al toque de romero	Arroz de grano largo enfriado con pisto y huevo poché encima	Paté de zanahoria Falafels

MENÚ VEGETARIANO

6	7	8	9	10
Esperar 10 minutos para desayunar				
Tortilla de acelgas y patata del día anterior	Pudin de chía con piña (1 rodaja), nueces pecanas y *topping* de nibs de cacao (opcional)	Rebanada de pan de plátano y 1 onza de chocolate puro	Crep de trigo sarraceno relleno con hummus de remolacha y hojas verdes	Plátano cortado por la mitad untado con tahina y espolvoreado con frutos secos picados y semillas
Ensalada de lentejas, pepino, tomate, cebolla y algunas hojitas de menta	Habas salteadas con cebolleta, puerro y setas Tomate partido por la mitad	Wok de tofu previamente marinado en tamari con tiras de col, zanahoria y shiitake	Ensalada de hojas verdes Arroz con falsa boloñesa	Crema de puerros Brochetas de cebolla, pimiento verde y dados de tofu
> 80 %				
Wok de espárragos verdes apenas cocidos, con cebolleta y gambas, aliñado con tamari	1 ración de quiche de calabacín y zanahoria con base de mijo Ensalada de hojas verdes	Huevos revueltos con espárragos verdes apenas cocidos Ensalada de tomate, lechuga y olivas	Ensalada de espinacas, ½ aguacate y champiñones Tortilla a la francesa de 2 huevos, rellena con queso fresco de cabra	Puré de guisantes Escalopas de calabaza al horno

VERANO

	1	2	3	4	5
Desayuno	Hummus sobre tostada de pan untada con tomate, espolvoreado de sésamo negro	Batido de arándanos y espinacas, con una cucharita de aceite de coco	Yogur natural de cabra u oveja con frutos del bosque salteados en aceite de coco, espolvoreado con canela y almendras picadas	1-2 rodajas de pan de plátano	Tortilla francesa de 1 o 2 huevos sobre tostada de pan untada en tomate
Media mañana	Pieza de fruta entera + puñado de frutos secos				
Comida	Ensalada de hojas verdes, patata enfriada, tomate, aceitunas, bonito del norte y huevo duro	Escalivada de pimiento rojo, berenjena y cebolla Pollo a la plancha	Ensalada de pepino, rabanitos y tomate Tortilla de cebolla y patata enfriada con un toque de perejil	Salteado de verduras de temporada al toque de curri y garbanzos	Wok de cebolla, espinacas, piñones y taquitos de jamón del país
Media tarde	Igual que a media mañana o 1 vaso de salmorejo sin pan				
Cena	Vichyssoise de puerro y patata enfriada Bacalao a la plancha	Hummus con bastoncitos de apio y zanahoria crudos	Salmorejo sin pan Sepia o calamar a la plancha al toque de perejil	Huevo poché sobre pisto de verduras de verano	Ensalada de judías verdes, arroz de grano largo enfriado, tomate, aguacate y maíz ecológico

MENÚ OMNÍVORO

6	7	8	9	10
Láminas de manzana untadas con tahina y espolvoreadas con frutos secos picados y semillas	**Pudin de chía** con higos, nueces pecanas y coco rallado (opcional)	**Crep de trigo sarraceno** con **paté de zanahorias**	½ aguacate, tomate cortado en dados y 1 o 2 sardinas en aceite o al natural	1 o 2 huevos revueltos con setas y germinados por encima
Ensalada de hojas verdes y zanahoria rallada	Ensalada de ½ aguacate, alcaparras y hojas verdes	Ensalada de lentejas, pepino, tomate, cebolla y algunas hojitas de menta	1 rodaja de melón con jamón del país	Verduras de temporada salteadas con dados de tofu previamente marinados en tamari
Berenjena rellena de **boloñesa casera**	**Hamburguesa vegetal**		Espaguetis de calabacín con **pesto casero**	
Tabulé de quinua	Tortilla de calabacín	Salteado de setas con ajo y perejil	Puré de patata enfriada y zanahoria	**Salmorejo** sin pan
	Boquerones en vinagre	Salmón a la plancha	Hamburguesa de ternera	Empanadillas de pisto y bonito del norte

VERANO

	1	2	3	4	5
Desayuno	Hummus sobre tostada de pan untada con tomate, espolvoreado de sésamo negro	Batido de arándanos y espinacas, con una cucharadita de aceite de coco	Yogur natural de cabra u oveja con frutos del bosque salteados en aceite de coco, espolvoreado con canela y almendras picadas	1-2 rebanadas de **pan de plátano**	Tortilla a la francesa de 1 o 2 huevos sobre tostada de pan untada con tomate
Media mañana	Pieza de fruta entera + puñado de frutos secos				
Comida	Ensalada de hojas verdes, patata enfriada, tomate, olivas, aguacate y huevo duro	Escalivada de pimiento rojo, berenjena y cebolla sobre colchón de mijo	Ensalada de pepino, rabanitos y tomate Tortilla de cebolla y patata enfriada con un toque de perejil	Salteado de verduras de temporada al toque de curri y garbanzos	Ensalada de judías verdes, arroz de grano largo enfriado, tomate, aguacate y maíz eco
Media tarde	Igual que a media mañana o 1 vaso de salmorejo sin pan				
Cena	Vichyssoise de puerro y patata enfriada Ensalada de hojas verdes, tomate y anacardos	**Hummus** con bastoncitos de apio y zanahoria crudos	**Salmorejo** sin pan con huevo rallado por encima 10 aceitunas	Huevo poché sobre pisto de verduras de verano	Wok de cebolla, espinacas, piñones y shiitake

MENÚ VEGETARIANO

6	7	8	9	10
Láminas de manzana untadas con tahina y espolvoreadas con frutos secos picados y semillas	Pudin de chía con higos, nueces pecanas y coco rallado (opcional)	Crep de trigo sarraceno con paté de zanahorias	Salteado del día anterior sobre láminas de aguacate	1 o 2 huevos revueltos con setas y germinados por encima
Ensalada de hojas verdes y zanahoria rallada	Ensalada de ½ aguacate, alcaparras y hojas verdes	Ensalada de lentejas, pepino, tomate, cebolla y algunas hojitas de menta	Espaguetis de calabacín con pesto casero	Crep de trigo sarraceno relleno de mayonesa de aguacate y tiras salteadas de cebolla y pimiento
Berenjena rellena de falsa boloñesa	Hamburguesa vegetal		Azukis	
Tabulé de quinua	Tortilla de calabacín	Salteado de setas, espinacas y tofu, con ajo y perejil	Láminas de berenjena a la plancha	Salmorejo sin pan
	Ensalada de zanahoria rallada		Falafel	Hamburguesa vegetal

OTOÑO

	1	2	3	4	5
En ayunas	Depuración hepática suave: zumo de ½ limón y una cucharada sopera de aceite de oliva				
Desayuno	Tostada untada con **mermelada casera de limón**	Boniato del día anterior (se le puede dar un golpe de plancha) con rodajas de tomate y jamón del país	**Batido de piña y apio con semillas de chía y bebida vegetal baja en azúcares**	Tortilla a la francesa de 1 o 2 huevos sobre tostada de pan untada con tomate	Yogur natural de cabra u oveja con pera salteada en aceite de coco, espolvoreado con canela y almendras picadas
Media mañana	Pieza de fruta entera + puñado de frutos secos				
Comida	Ensalada de hojas verdes

Pimiento relleno con mijo, sofrito de cebolla y zanahoria con bonito del norte | Judías verdes salteadas en ajo

Hummus de garbanzos | Salteado de setas con ajo y perejil

Brochetas de pollo con pimiento rojo y verde | Zanahoria y nabo al vapor

Tempeh o tofu a la plancha, previamente marinado en tamari | Wok de cebolla, espinacas, piñones, taquitos de jamón del país y garbanzos |
| **Media tarde** | Pieza de fruta entera + onza de chocolate > 80 % o chocolate fit | | | | |
| **Cena** | Boniato asado

Bacalao a la plancha | **Crema** de coliflor

Barquitos de endivias con **paté de zanahoria** y caballa | 1-2 huevos a la plancha sobre verduras de temporada asadas al horno | Dorada con verduras de temporada y ½ patata en papillote | **Crema** de zanahorias y jengibre

Arroz integral |

MENÚ OMNÍVORO

6	7	8	9	10
Esperar 10 minutos para desayunar				
Pudin de chía con granada, almendras en láminas y polen	Rodajas de plátano sobre **crep de trigo sarraceno** untado con tahina	Manzana al horno con canela, yogur griego	Crep de huevo untado con olivada y dados de aguacate y tomate por encima	1 o 2 huevos revueltos con jamón ibérico y germinados por encima
Ensalada de escarola, aguacate y granada Hamburguesa de ternera	Guiso de lentejas	Ensalada de hojas verdes 1 ración de **quiche de calabacín y zanahoria** con base de mijo	Espaguetis de calabacín salteados con cebolla y champiñones Sepia a la plancha	Salteado de verduras y gambas al curri
Crep de trigo sarraceno relleno de taquitos de queso de cabra, aceitunas y tomate, al toque de orégano	**Crema** de champiñones Tortilla a la francesa untada con **pesto casero**	Verduras de temporada asadas, a las hierbas de Provenza Salmón a la plancha	Caldo de pollo o vegetal Ensalada de patata enfriada, cebolla, huevo duro, aceitunas, canónigos y tomate	**Crema** de remolacha Alcachofas con vinagreta dulce de mostaza

OTOÑO

	1	2	3	4	5
En ayunas	Depuración hepática suave: zumo de ½ limón y una cucharada sopera de aceite de oliva				
Desayuno	Tostada untada con **mermelada casera de limón**	Boniato del día anterior (se le puede dar un golpe de plancha) con tomate y aguacate	**Batido de piña y apio con semillas de chía y bebida vegetal baja en azúcares**	Yogur natural de cabra u oveja con pera salteada en aceite de coco, espolvoreado con canela y almendras picadas	Tortilla a la francesa de 1 o 2 huevos sobre tostada de pan untada con tomate
Media mañana	Pieza de fruta entera + puñado de frutos secos				
Comida	Ensalada de hojas verdes Pimiento relleno con mijo, sofrito de cebolla y zanahoria con tofu	Judías verdes y bastones de zanahoria salteados con ajo **Hummus de garbanzos**	Salteado de setas con ajo y perejil Arroz integral o semiintegral	Ensalada de alubias blancas, con hojas verdes, pimientos, alcaparras y cebolla morada	Wok de cebolla, espinacas, piñones, champiñones y garbanzos
Media tarde	Pieza de fruta entera + onza de chocolate > 80 % o chocolate fit				
Cena	Ensalada de hojas verdes + boniato asado 1-2 huevos poché	**Crema** de coliflor al toque de cúrcuma Barquitos de endivias con **paté de zanahoria**	1-2 huevos a la plancha sobre verduras de temporada asadas al horno	Zanahoria y brócoli al vapor Tempeh o tofu a la plancha, previamente marinado en tamari	**Crema** de zanahorias y jengibre Mijo o quinua

MENÚ VEGETARIANO

6	7	8	9	10

Esperar 10 minutos para desayunar

6	7	8	9	10
Pudin de chía con granada, nueces y polen	Rodajas de plátano sobre **crep de trigo sarraceno** untado con tahina	Manzana al horno con canela, yogur griego	Crep de huevo untado con olivada y dados de aguacate y tomate por encima	1 o 2 huevos revueltos con espinacas y setas con germinados por encima
Guacamole **Hamburguesa vegetal**	Guiso de lentejas	Ensalada de hojas verdes 1 ración de quiche de calabacín y zanahoria con base de mijo	Espaguetis de calabacín con **pesto casero** Azukis	Salteado de verduras y tofu al curri
Crep de trigo sarraceno relleno de taquitos de queso de cabra, aceitunas y tomate, al toque de orégano	Sopa de miso Tortilla de cebolla y patata del día anterior	Verduras de temporada asadas, a las hierbas de Provenza **Hummus** de lentejas	Caldo vegetal Ensalada de patata enfriada, huevo duro, aceitunas, canónigos y tomate	**Crema** de remolacha con queso fresco de cabra Alcachofas con vinagreta dulce de mostaza

INVIERNO

	1	2	3	4	5
Desayuno	Tortilla a la francesa sobre tostada de pan untada con olivada	Pera al horno con canela, puñado de almendras y yogur griego	½ aguacate en dados, dados de calabaza al vapor y caballa, todo con un chorro de aceite de oliva virgen	Crep de trigo sarraceno relleno con espinacas y queso de cabra	Revoltillo de 1 o 2 huevos con shiitake al toque de perejil
Media mañana	Pieza de fruta entera + puñado de frutos secos				
Comida	Ensalada de hojas verdes, patata enfriada, rabanitos, aceitunas y bonito del norte	Pimiento y cebolla escalivadas Pollo a la plancha al toque de hierbas de Provenza	Alcachofas al vapor Hamburguesa de ternera con mayonesa de aguacate y cilantro	Salteado de verduras de temporada con arroz integral o semiintegral al toque de curri	Hinojo y endivias a la plancha Salmón a la plancha al toque de eneldo
Media tarde	Igual que a media mañana o 1 vaso de crema de verduras con semillas de calabaza				
Cena	Crema de cebolla, calabaza y coliflor Bacalao a la plancha	Hummus con verduras de raíz al horno	Sopa de miso Calamares a la plancha al toque de perejil	1 o 2 huevos poché sobre brócoli, champiñones y boniato al vapor	Verdura de temporada al vapor con anacardos y salsa de pesto vegano

MENÚ OMNÍVORO

6	7	8	9	10
2 tostadas de boniato con tahina y granada por encima	Batido tibio de plátano con hojas de col kale o espinacas, semillas de chía y bebida vegetal baja en azúcares	Tortilla de puerros del día anterior + 1 taza de **leche dorada de coco**	**Pudin de chía** tibio con puré de manzana, canela y nueces pecanas por encima	**2 tostadas de boniato** con **hummus** y pipas de calabaza
Ensalada de hojas verdes y láminas de rabanito Calabaza al horno rellena de lentejas salteadas con cebolla, champiñones y acelga	Ensalada de ½ aguacate, dados de remolacha cocidos, canónigos y láminas de champiñones **Hamburguesa vegetal**	1 o 2 **creps de trigo sarraceno** rellenos con aguacate, tomate, rúcula y gambas	Lentejas estofadas con hinojo, zanahoria y acelgas	Shiitake con cebolla y tofu (previamente marinado en salsa de soja) al wok, espolvoreado de mix de semillas (calabaza, girasol, sésamo)
Crema de apionabo y zanahoria Dorada a la plancha	Tortilla de puerros y patata enfriada Boquerones en vinagre	Merluza con bastoncitos de zanahoria y chirivía en papillote	Sopa de verduras de raíz con mijo o quinua	**Pizza con base de brócoli** con verduras y jamón del país

INVIERNO

	1	2	3	4	5
Desayuno	Tortilla a la francesa sobre tostada de pan untada con olivada	Pera al horno con canela, puñado de almendras y yogur griego	Bol de manzana y calabaza en dados al vapor con puñado de anacardos, espolvoreado con canela	Crep de trigo sarraceno relleno de espinacas y queso de cabra	Revoltillo de 1 o 2 huevos con tomate y aceitunas al toque de orégano
Media mañana	Pieza de fruta entera + puñado de frutos secos				
Comida	Ensalada de hojas verdes, patata enfriada, rabanitos, olivas y aguacate	Ensalada de hojas verdes y alcaparras Pimiento y cebolla escalivadas sobre colchón de mijo o quinua	Alcachofas al vapor Tortilla de patata enfriada, con mayonesa de aguacate y cilantro	Salteado de verduras de temporada con arroz integral o semiintegral al toque de curri	Hinojo y endivias a la plancha Hamburguesa vegetal
Media tarde	Igual que a media mañana o 1 vaso de crema de verduras con semillas de calabaza				
Cena	Crema de cebolla, calabaza y coliflor Tempeh de soja o garbanzos (previamente marinado con salsa de soja) a la plancha	Hummus con verduras de raíz al horno	Sopa de miso Salteado de shiitakes y espinacas con ajo y perejil	1 o 2 huevos poché sobre brócoli y boniato al vapor	Verdura de temporada al vapor con anacardos y salsa de pesto vegano

MENÚ VEGETARIANO

6	7	8	9	10
2 tostadas de **boniato** con tahina y granada por encima	Batido tibio de plátano con hojas de col kale o espinacas, semillas de chía y bebida vegetal baja en azúcares	Tortilla de puerros del día anterior + 1 taza de **leche** dorada de coco	**Pudin de chía** tibio con puré de manzana, canela y nueces pecanas por encima	2 tostadas de **boniato** con **hummus** y pipas de calabaza
Ensalada de hojas verdes y láminas de rabanito Calabaza al horno rellena de lentejas salteadas con cebolla, champiñones y acelga	Ensalada de ½ aguacate, dados de remolacha cocidos, canónigos y láminas de champiñones **Hamburguesa vegetal**	**Crep de trigo sarraceno** untado con olivada y relleno con aguacate, tomate y rúcula	Lentejas estofadas con hinojo, zanahoria y acelgas	Shiitake con cebolla y tofu (previamente marinado en salsa de soja) al wok, espolvoreado de mix de semillas (calabaza, girasol, sésamo)
Crema de apionabo y zanahoria con huevo duro rallado por encima	Ensalada de canónigos y ½ aguacate Tortilla de puerros y patata enfriada	**Crema** de guisantes al toque de menta con queso de cabra y frutos secos picados por encima	Sopa de verduras de raíz con mijo o quinua	**Pizza de base de brócoli** con verduras y queso feta

Recetas

c.s. = cuchara sopera   **c.p.** = cuchara de postre   **c.c.** = cuchara de café

Desayunos

Ingredientes

- 2 tazas de garbanzos cocidos (también se puede hacer con lentejas o azukis, usando las mismas cantidades)
- 4 c. s. de aceite de oliva virgen
- 1 c. s. de tahina
- ½ c. p. de comino en polvo
- Zumo de 1 limón
- Una pizca de sal marina sin refinar

Elaboración

Triturar todos los ingredientes hasta que quede una textura homogénea.

<u>Nota</u>: El de lentejas queda delicioso con unas hojitas de menta.

LECHE DORADA DE COCO (para un vaso)

Ingredientes

- ½ c. c. de cúrcuma
- 1 pizca de pimienta negra molida (fundamental para que las propiedades de la cúrcuma estén más disponibles)
- ¼ c. c. de canela
- 1 clavo de olor (opcional, pero aporta mucho sabor)
- 250 ml de bebida vegetal de coco baja en azúcares
- 1 c. c. de aceite de coco virgen

Elaboración

Calentar las especias en el aceite de coco a fuego bajo. Las cantidades de las especias se pueden ajustar al gusto.

Incorporar la bebida vegetal de coco y dejar hervir, de 5 a 10 minutos, a fuego bajo. Beber templada.

BATIDOS: FÓRMULA INFALIBLE

Ingredientes

- 1 a 2 tazas de vegetales verdes: canónigos, pepino, espinacas, apio, kale...
- ½ o 1 pieza de fruta
- 1 vaso de base líquida: bebida vegetal baja en azúcares, agua o agua de coco

- Ingredientes especiales para añadir sabor y nutrición: especias (cúrcuma, canela, jengibre...), plantas aromáticas (menta, cilantro...), superalimentos (semillas de cáñamo, maca, espirulina, chía, polen...), aceite de coco

Elaboración

Juntar todos los ingredientes en la batidora y batir.

<u>Nota</u>: Se pueden tirar por encima los *toppings*, que ayudarán a masticar nuestra bebida y favorecer la digestión: nibs de cacao, germinados, semillas o frutos secos picados...

PUDIN DE CHÍA

Ingredientes

- ⅔ de un vaso de bebida vegetal baja en azúcares. La bebida de coco suele quedar muy bien.
- 2 c. s. de semillas de chía
- ½ pieza de fruta (o 4-5 piezas si son frutas pequeñas como las frambuesas, arándanos)
- 1 puñado de frutos secos picados
- Opcional: cacao en polvo, canela, semillas de calabaza, bayas de goji, coco rallado, nibs de cacao

Elaboración

En un bol, mezclar la leche vegetal con las semillas de chía y remover.

Dejar reposar 20 minutos en la nevera (ir removiendo de vez en cuando para que no se queden las semillas concentradas abajo) y, mientras tanto, cortar la fruta y picar los frutos secos.

Cuando la bebida haya cogido una textura gelatinosa, servir con la fruta, los frutos secos y las especias deseadas.

PUDIN DE CHÍA TIBIO

Es igual que la receta anterior, pero con la bebida vegetal previamente calentada (que no hierva). Las semillas se hidratan fuera de la nevera.

CREPS DE TRIGO SARRACENO

Ingredientes

- 1 taza (180 g) de trigo sarraceno remojado toda la noche
- 1 huevo
- 1 taza (250 ml) de bebida vegetal baja en azúcares o agua

Elaboración

Enjuagar bien el trigo sarraceno.

Calentar una sartén a fuego medio con un chorrito de aceite de oliva virgen.

Triturar todos los ingredientes hasta conseguir una masa homogénea.

Llenar un cucharón, verter la masa en la sartén y esparcir por toda la superficie.

Cuando comienzan a levantarse los extremos, dar la vuelta.

Retirar del fuego y repetir el procedimiento hasta que se acabe la masa.

Conservar en la nevera dentro de un envase hermético para que no se sequen.

PATÉ DE ZANAHORIAS

Ingredientes

- 2 zanahorias
- 2-3 c. s. de aceite de oliva virgen
- Zumo de ½ limón
- 1 c. s. de tahina
- 2 ramitas de perejil
- 1 pizca de sal

Elaboración

Triturar la zanahoria hasta que quede muy finita.

Añadir el resto de los ingredientes y triturar hasta conseguir un paté homogéneo.

CREMA DE CACAO CASERA

Ingredientes

- 150 g de avellanas tostadas y peladas (se pueden comprar crudas y tostar en una bandeja de horno unos 5-10 minutos, y pelarlas cuando ya no quemen)
- 70 ml de bebida vegetal sin azúcares añadidos. La que mejor queda, con diferencia, es la bebida de avellanas
- 1-2 c. s. de cacao crudo en polvo
- 3 dátiles Medjool sin hueso
- ½ vaina de vainilla (opcional, pero queda más rico)

Elaboración

Introducir las avellanas en el procesador de alimentos y moler hasta que se forme una crema de textura fina.

Añadir el resto de los ingredientes y seguir triturando hasta que quede una pasta homogénea.

MERMELADA CASERA DE LIMÓN

Ingredientes

- 3 limones pequeños
- 6 dátiles Medjool sin hueso
- Una pizca de canela

Elaboración

Lavar y rallar la piel de uno de los limones (es muy recomendable que el limón sea ecológico, pues en la piel se acumula la mayor parte de los tóxicos derivados de la producción convencional).

Pelar los limones de forma que queden sin la piel blanca (para evitar el amargor), y cortar en cuartos para retirar las semillas.

Poner los limones, la ralladura y los dátiles en un procesador de alimentos y triturar hasta obtener una mermelada homogénea.

Nota: Esta receta es fácilmente reversionable con otras frutas: frutos rojos, melocotón, mango... En caso de escoger otra fruta, es importante ir ajustando la cantidad de dátiles poco a poco (de uno en uno), para asegurarnos de que la consistencia es la deseada.

....

PAN DE PLÁTANO (se puede congelar)

Ingredientes

- 250 g de harina de almendras
- 3 plátanos maduros
- 2 huevos
- Canela al gusto
- 1 c. p. de bicarbonato
- 1 c. p. de vinagre de manzana
- Opcional: nueces troceadas

Elaboración

Precalentar el horno a 180 °C.

Triturar todos los ingredientes, excepto las nueces, hasta conseguir una masa homogénea.

Opcional: añadir las nueces troceadas y mezclar.

Untar un molde rectangular con un poco de aceite de coco virgen y verter la masa.

Hornear unos 40-45 minutos.

Retirar del horno y dejar enfriar un poco antes de reservar.

TOSTADAS DE BONIATO

Ingredientes

- Boniato cortado en láminas de 1 cm

Elaboración

Poner las láminas de boniato directamente en la tostadora hasta que estén cocidas. Si la tostadora es eléctrica, según el tiempo de tostado, puede hacer falta ponerlas a tostar unas 3 veces hasta que queden cocidas.

Comidas y cenas

WOK DE BRÓCOLI APENAS COCIDO, CON CEBOLLA, AJO Y GARBANZOS

Ingredientes

- Brócoli (cantidad libre)
- ½ cebolla
- ½ diente de ajo (o al gusto)
- Garbanzos cocidos (recuerda que los garbanzos tienen que estar en una proporción de 1:3 con el brócoli)
- Aceite de oliva virgen

Elaboración

Cocer al vapor el brócoli hasta que quede al dente (casi crudo, luego terminarás de cocinarlo con el salteado).

En un wok o sartén, saltear la cebolla y el ajo picados con un chorro de aceite de oliva virgen hasta que la cebolla quede doradita.

Echar el brócoli y los garbanzos y dejar un momento más para que se integren los sabores.

HAMBURGUESAS VEGETALES

Ingredientes

- 300 g de azukis cocidos (se pueden reemplazar por alubias rojas)
- 20 g de harina de garbanzos (aproximadamente; según el agua que contengan los azukis habrá que añadir un poco más)
- ¼ de cebolla picada
- 1 diente de ajo pequeño picado
- Un puñado de perejil o cilantro picado
- ½ c. p. de comino molido

Elaboración

Triturar las alubias con un tenedor.

Añadir el resto de los ingredientes (por último, la harina) y formar las hamburguesas con las manos.

Sofreír por ambos lados con un poquito de aceite de oliva.

CREMAS DE VERDURAS

Ingredientes

- Cebolla picada
- La verdura de la que se vaya a elaborar la crema
- ½ patata del día anterior (opcional)

- Aceite de oliva virgen
- Sal al gusto

Elaboración

Las cremas de verduras se elaboran todas igual:

En una cacerola, saltear un poco de cebolla con un chorrito de aceite de oliva virgen.

Cuando la cebolla está transparente añadir la verdura cortada en trozos pequeños y remover para integrar los sabores.

Echar el agua hasta cubrir la verdura y un poco de sal.

Bajar el fuego y dejar cocinar hasta que la verdura esté hecha.

Añadir la patata enfriada (opcional) y triturarlo todo.

Nota: En la que lleva manzana (menú de primavera), esta se añade con las verduras.

SEMILLAS SALADAS (*topping* perfecto para las cremas de verduras)

Ingredientes

- Un buen puñado de semillas de calabaza
- 1 c. p. de vinagre de umeboshi

Elaboración

Poner a calentar una sartén pequeña y, cuando esté caliente, echar las semillas (sin aceite ni nada) e, inmediatamente, el vinagre de umeboshi.

Bajar el fuego y remover rápida y constantemente hasta que el vinagre se evapore y las semillas queden cubiertas por una capa de sal.

Reservar y luego echar en la crema por encima.

PISTO DE VERDURAS DE VERANO

Ingredientes

- 1 ajo
- 1 cebolla
- 1 pimiento
- 1 calabacín
- 1 berenjena
- 1 kg de tomates o un bote de tomate natural triturado
- Aceite de oliva virgen
- Sal, pimienta

Elaboración

Trocear todas las verduras bien pequeñitas.

Poner el aceite de oliva virgen a calentar en una sartén y cuando esté calentito, añadir las verduras y cocinarlas a fuego lento-medio hasta que estén blandas.

Añadir el tomate: si son tomates frescos, hay que pelarlos y cortarlos pequeñitos y si es en bote, se echa así sin más.

Salpimentar al gusto y dejar a fuego lento durante 20 minutos más.

TORTILLA DE ACELGAS Y PATATA ENFRIADA

Ingredientes

- 1 o 2 huevos
- 1 patata mediana enfriada
- Un manojo de acelgas
- ½ cebolla
- Aceite de oliva virgen
- Sal, pimienta al gusto

Elaboración

Las tortillas se elaborarán en una versión más light, ya que las patatas no serán fritas.

Saltear las acelgas en una sartén con un chorrito de aceite de oliva.

Cuando ya están blandas, reservar.

Mezclar con la patata enfriada y añadir 1 o 2 huevos previamente batidos a mano.

Salpimentar.

Echar la mezcla en la sartén caliente con un chorrito de aceite para elaborar la tortilla.

Cuando ya esté hecha de un lado, darle la vuelta.

WOK DE ESPÁRRAGOS VERDES APENAS COCIDOS, CON CEBOLLETA Y GAMBAS

Ingredientes

- Un manojo de espárragos (recuerda que deben predominar en el plato)
- Cebolleta (al gusto)

- ½ diente de ajo (o al gusto)
- Gambas peladas
- Aceite de oliva virgen

Elaboración

Cocer al vapor los espárragos hasta que queden al dente (casi crudos, luego terminaremos de cocinarlos con el salteado).

En un wok o sartén saltear la cebolleta y el ajo picados con un chorro de aceite de oliva virgen hasta que queden doraditos.

Echar los espárragos y las gambas, subir el fuego e ir removiendo hasta que las gambas estén cocidas.

QUICHE DE CALABACÍN Y ZANAHORIA CON BASE DE MIJO

Ingredientes

Para la masa:

- ½ taza de mijo
- 1 ½ taza de agua
- 1 huevo

Para el relleno:

- 2 calabacines grandes o 3 pequeños
- ½ cebolla
- 1 zanahoria
- 3-4 huevos

Elaboración

Precalentar el horno a 180 °C.

Calentar el agua en una olla pequeña, añadir el mijo y cocer hasta que no quede agua (el mijo debería estar cocido).

Colocar el mijo cocido en un bol y añadir un huevo. Mezclarlo todo y extender en un molde de quiche, de manera que cubra la base y los laterales. Poner en el horno unos 10 minutos y luego retirar.

Para el relleno, saltear las verduras y dejar enfriar. Mezclar las verduras con los huevos y colocarlos sobre la base de mijo.

Hornear unos 15 minutos hasta que esté lista.

VICHYSSOISE DE PUERRO Y PATATA

Ingredientes

- 300 g de puerros
- 250 g de patata enfriada
- Aceite de oliva virgen
- Una pizca de nuez moscada
- Sal y pimienta al gusto
- Nata vegana de anacardos o almendras (por ejemplo, de la marca Ecomil)

Elaboración

En una cacerola, saltear los puerros con un chorrito de aceite de oliva virgen.

Cuando el puerro esté blandito, añadir la patata y echar agua hasta cubrir la verdura.

Cuando rompa el hervor, apagar el fuego.

Añadir sal, pimienta y nuez moscada.

Triturarlo todo y esperar a que se enfríe.

Añadir nata de anacardos o almendras y servir.

BOLOÑESA CASERA

Ingredientes

- ½ cebolla
- 2 zanahorias
- ½ ramita de apio
- 1 diente de ajo
- 500 g de carne de ternera picada
- 1 bote de tomate natural triturado
- 1 hojita de laurel
- Orégano seco
- Sal y pimienta al gusto

Elaboración

Picar cebolla, apio, zanahorias y ajo y saltearlos con un chorrito de aceite de oliva virgen.

Añadir la carne picada y subir el fuego.

Cuando la carne esté cocida, añadir el tomate triturado y bajar el fuego.

Cocinar durante 20 minutos aproximadamente a fuego suave con una hojita de laurel.

Apagar el fuego, quitar la hojita de laurel y añadir orégano, sal y pimienta.

FALSA BOLOÑESA (vegana)

Ingredientes

- ½ cebolla, troceada
- ½ ramita de apio, troceada
- 1 zanahoria mediana, troceada
- 2 tazas de soja texturizada fina (150 g)
- 1 cucharada de tamari o salsa de soja
- 2 c. s. de concentrado de tomate
- 3 tazas de caldo de verduras o agua (750 ml)
- 1 cucharada de orégano seco
- Sal y pimienta al gusto

Elaboración

Echar un chorrito de aceite de oliva virgen extra, agua o caldo de verduras en una sartén y cocinar las verduras (cebolla, apio y zanahoria) durante unos 5 minutos a fuego medio-fuerte, removiendo de vez en cuando.

Añadir la soja texturizada y el tamari o la salsa de soja. Cocinar durante un par de minutos, removiendo de vez en cuando.

Echar el concentrado de tomate y el caldo a la sartén junto con el resto de los ingredientes (orégano, sal y pimienta), remover y cocinar durante unos 10 o 15 minutos a fuego medio-fuerte.

PESTO VEGANO CASERO

Ingredientes

- 2 tazas de albahaca fresca
- 1 taza de nueces
- 1 taza de aceite de oliva virgen
- 3 c. s. de levadura nutricional o levadura de cerveza
- 1 c. s. de zumo de limón
- Una pizca de sal

Elaboración

Triturar todos los ingredientes hasta obtener una textura más o menos homogénea.

SALMOREJO (sin pan)

Ingredientes

- 1 kg de tomates
- 100 ml de aceite de oliva
- Ajo al gusto
- Sal marina sin refinar
- Huevo duro picado (opcional)

Elaboración

Triturar todos los ingredientes durante 3 minutos aproximadamente hasta que quede una textura bien cremosa.

Conservar en la nevera. Se puede servir con un poco de huevo duro picado por encima.

TABULÉ DE QUINUA

Ingredientes

- 1 taza de quinua
- 1 tomate
- 1 pepino
- 1 cebolla
- Algunas hojas de menta
- Aceite de oliva virgen, limón al gusto

Elaboración

Cocer la quinua y reservar en la nevera.

Mientras tanto, cortar las verduras en cuadraditos pequeñitos y picar la menta muy finita.

Mezclarlo todo, salpimentar y aliñar con aceite de oliva virgen y limón.

Comer bien fresco.

PATÉ DE ZANAHORIA Y CABALLA

Ingredientes

- 2 zanahorias
- 1 lata de caballa en conserva o ½ bote de cristal
- 2-3 c. s. de aceite de oliva virgen (se puede aprovechar el de la conserva)
- Zumo de ½ limón
- 1 c. s. de tahina
- 2 ramitas de perejil
- Una pizca de sal marina sin refinar

Elaboración

Triturar la zanahoria hasta reducirla a trocitos pequeños. Añadir el resto de los ingredientes y triturar hasta conseguir un paté más o menos homogéneo.
Nota: También se puede rallar la zanahoria, juntar todos los ingredientes y aplastar con un tenedor.

VINAGRETA DULCE DE MOSTAZA

Ingredientes

- 100 ml de aceite de oliva virgen
- 1 c. s. de vinagre de manzana sin pasteurizar
- 1 c. c. de mostaza de Dijon

- 1 c. c. de miel cruda
- 1 pizca de sal marina sin refinar

Elaboración

Mezclar los ingredientes y reservar en un bote de cristal.

MAYONESA DE AGUACATE

Ingredientes

- 1 aguacate
- Unas hojitas de cilantro (al gusto)
- Unas gotas de limón

Elaboración

Triturar el aguacate con las gotas de limón, añadir el cilantro picado.

SOPA DE MISO

Ingredientes

- 1 cebolleta
- 2 zanahorias
- 4 hojas de col o col china
- Alga wakame
- 100 g de tofu fresco cortado en dados
- 1 c. s. de pasta de miso
- Sal al gusto

Elaboración

Lavar y poner en remojo el alga wakame.

Al cabo de 5 minutos de remojo, cortarla en tiras pequeñas y reservar.

Saltear en una olla la parte blanca de la cebolleta hasta que quede transparente.

Añadir las zanahorias y la col cortadas en tiritas y saltear unos minutos más para que se integren los sabores.

Verter suficiente agua para cubrir las verduras, echar el alga wakame y los dados de tofu.

Llevar a ebullición, bajar el fuego y hervir a fuego lento durante 20 minutos.

Apagar el fuego y añadir el miso (te recomiendo diluirlo antes con un poco del caldo).

Decorar con la parte verde de la cebolleta cortada en tiritas y servir caliente.

FALAFELS AL HORNO

Ingredientes

- 120 g de garbanzos crudos remojados en agua desde la noche anterior (⅔ de taza)
- 1 puñado de cilantro fresco
- 2 ajos
- ½ cebolla
- 1 pimiento rojo pequeño
- 2 cucharaditas de comino en polvo
- Pimienta negra y sal marina al gusto
- 8 cucharadas de harina de avena o de copos de avena triturados

Elaboración

Dejar los garbanzos en remojo la noche anterior.

Echar los garbanzos en un procesador de alimentos o en una batidora y batir durante unos segundos.

Echar el resto de los ingredientes (salvo la harina de avena) y volver a batir hasta que estén todos los ingredientes deshechos, pero sin que llegue a ser un puré.

Añadir la harina de avena y volver a batir unos segundos para que se mezcle con el resto de los ingredientes.

Poner la masa en un bol, cubrirla con un paño de cocina y dejarla reposar en la nevera durante al menos 1 hora.

Precalentar el horno a 200 °C.

Hacer bolitas con las manos, aplastarlas ligeramente y ponerlas sobre una bandeja para hornear con papel de horno.

Hornear durante 30-40 minutos (el tiempo puede variar en función del horno) o hasta que estén dorados por ambos lados. (Se puede darles la vuelta cuando han pasado unos 15 o 20 minutos.)

Cuando estén hechos, dejarlos reposar al menos 5 minutos y luego ya se pueden servir.

ESCALOPAS DE CALABAZA

Ingredientes

- Harina de avena (o copos de avena triturados)
- Rodajas de calabaza de 1 cm
- 1 huevo
- Ajo y perejil al gusto
- Sal y pimienta al gusto

Elaboración

Precalentar el horno a 180 °C.

Batir el huevo y añadirle ajo y perejil picado.

Bañar las rodajas de calabaza en el huevo batido y luego rebozarlas en la harina de avena.

Colocar las rodajas de calabaza rebozadas en una placa de horno, y hornear hasta que la calabaza esté cocida (ir pinchando con un tenedor).

BASE DE BRÓCOLI PARA PIZZA

Ingredientes

- 100 g de harina de calidad
- 1 brócoli con su tallo
- 3 huevos
- Sal al gusto

Elaboración

Precalentar el horno a 180 °C.

Triturar el brócoli con un procesador de alimentos y reservar en un bol.

Añadir la harina, los huevos y la sal y mezclar hasta que se forme una masa bastante líquida.

Con una espátula, extender la masa sobre una bandeja de horno y cocerla durante unos 15 o 20 minutos.

<u>Nota</u>: El relleno pueden ser unos vegetales asados con un poco de jamón del país, o un pisto con bonito del norte, o unas hojas verdes con un poco de queso de cabra u oveja, por ejemplo.

16.
Cómo adaptar la pauta al día a día

Cómo adaptar la pauta a la vida familiar

No hay nada más desalentador que tener que preparar un menú para cada miembro de la familia. Está predestinado a un fracaso seguro porque, con el ritmo de vida que llevamos, no es sostenible en el tiempo. Así que vamos a preparar el **mismo menú para todos, sí o sí**. Además, ¡es necesario que la familia apoye y acompañe el proceso de pérdida de peso y de sentirse mejor!

Los alimentos serán los mismos para todos, y las cocciones también. Lo que cambiaremos serán las proporciones y las cantidades. En relación con las proporciones, verás que más adelante te propongo unas pequeñas variaciones para pasar a la fase de mantenimiento. Quien no tenga que perder peso, podrá tomar un poco menos de verduras y, en cambio, aumentar su ingesta de carbohidratos de calidad. Asimismo, podrá hacer sus excepciones con mayor libertad.

Con relación a las cantidades, si hay niños en la familia, es probable que, según la edad, necesiten comer más, y esto es algo que ellos suelen regular sin problemas. Los niños tienen bastante bien calibrada la autorregulación de la saciedad cuando lo que comen es comida real.

Con respecto a las harinas, la realidad es que nadie en la familia necesita tomar más pasta, ni más pan. Y, de hecho, no solo quien quiere perder peso se beneficia de dejar a un lado estos productos. Todos los ingredientes que te propongo para tu despensa y nevera son válidos para toda la familia.

Cómo adaptar la pauta en el restaurante

Uno de los grandes dilemas cuando se quiere perder peso es qué hacer cuando vamos al restaurante. Puede parecer que son cosas incompatibles, pero no es así. En casa, naturalmente, tendremos más control sobre nuestra dieta, pero eso no significa que no sea posible perder peso y, a la vez, disfrutar de una comida o cena fuera.

En un típico **restaurante de menú**, la tarea no es tan difícil. De primero buscaremos alguna opción de verduras, que en la mayoría de los casos puedes encontrar en forma de crema o ensalada. Y de segundo, casi siempre hay algún pescado o ave. También puedes optar por un guiso de legumbres o un arroz, pero son opciones menos recomendables, pues es difícil controlar todos los ingredientes. Deja de lado, en la medida de lo posible, los platos con salsas que no sabemos qué llevan. Y, muy importante, olvídate del vinagre de Módena (en casi todos los restaurantes lo ofrecen para aliñar), que lleva muchos azúcares y no nos beneficia en absoluto.

Recuerda que en muchos restaurantes es posible escoger un primero como segundo, lo que te abre el abanico de opciones si ves que ninguna alternativa de segundo es adecuada. Quizá tengas que saltarte el postre, pero si tienen fruta o macedonia, adelante. Si quieres evitar los postres, siempre puedes pedir una infusión dulce. Lo importante es intentar mantener lo máximo posible nuestro plan en nuestras comidas en el restaurante.

En un **japonés**, también hay opciones que están bastante bien para acompañar la pauta de alimentación que estás siguiendo. Puedes pedir una sopa de miso para empezar, que te dará saciedad y te permitirá pedir con la cabeza y no con el estómago. Algún pescado a la plancha o crudo y una ración de verduras (suele haber berenjena en salsa de soja o miso, pimiento asado, brotes de bambú, alguna ensalada) son otras opciones que no están nada mal. El edamame también es una alternativa interesante y, si hay alguna sopa o wok con verduras y gambas o pollo, también tenemos un plato aliado. Es importante vigilar con las salsas, que suelen llevar azúcar, y con el sushi, pues el vinagre del arroz también suele llevar azúcar (además de que se hace con arroz blanco). Si puedes tomar unas pocas piezas, adelante. Pero si eres un sushiadicto, quizá te convenga escoger sashimi y evitar los platos que lleven arroz. También vale la pena preguntar si se utiliza glutamato monosódico o ajinomoto.

En la **pizzería** es muy difícil poder continuar con nuestra pauta para perder peso. Mi recomendación es tomar algo sano y saciante en casa para no salir famélico, y luego disfrutar de nuestra porción (o porciones) de pizza. Ajusta las cantidades: si no puedes pedir una porción, puedes compartir con quien también esté cuidándose, o simplemente dejar de comer cuando ya estés bien, y pedir que te lo envuelvan; seguro que alguien querrá llevarse lo que tú no hayas tomado. En cuanto a sabores, elige la variedad de pizza que más te guste y disfruta de tu excepción.

En un **bar de tapas**, donde comer saludable parece misión imposible, la realidad no es tan terrible. De hecho, tenemos algunas alternativas interesantes como los boquerones o las anchoas en vinagre, un plato de jamón, unos mejillones, una tortilla, una escalivada, un pulpo... Dejaremos de lado el pan, los quesos y los fritos, que suelen aparecer como primeras opciones, y, de ser posible, pediremos una ensalada para acompañar alguna de las alternativas anteriores. Aquí es más complicado cumplir con proporciones, pero como se trata de una excepción, no necesariamente debería jugar en contra nuestra.

En cuanto a la **bebida**, lo mejor será optar por agua, agua con limón o agua con gas. Intenta no caer en la tentación de pedir refrescos o bebidas alcohólicas.

Y recuerda lo que dijimos de crear un entorno favorable: si tus colegas saben que estás en este proceso, será mucho más fácil para ti proponer alternativas compatibles y que sean aceptadas. Por suerte, cada vez hay más restaurantes con propuestas saludables que vale la pena probar.

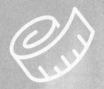

17.
¿Y si me estanco? Claves para salir de la meseta

Es común que, en un proceso de adelgazamiento, al principio consigamos una pérdida más rápida de peso, y luego vayamos más lentamente. De hecho, es normal que al cabo de un tiempo el proceso se detenga, y entremos en lo que conocemos como estancamiento.

Lo primero que podemos preguntarnos es si nos hace falta seguir bajando kilos, pues podríamos estar cerca de nuestro punto de equilibrio y no necesitar seguir perdiendo peso. Y, evidentemente, es fundamental asegurarnos de estar llevando a cabo la pauta tal cual la comenzamos: con alimentos reales, acompañada de ejercicio físico y de un buen descanso (muchas veces comenzamos nuestro plan dietético de forma más estricta y luego vamos flexibilizándolo y perdiendo un poco el norte).

Dicho esto, existen dos maneras de reactivar el proceso de pérdida de peso. Una es la dieta cetogénica, es decir, una pauta que restringe al máximo la entrada de hidratos de carbono —a un máximo de 50 g por día (que es casi nada)—, y otra es el ayuno intermitente, que supone dejar de comer durante 16 horas y concentrar las ingestas en las 8 horas restantes. No obstante, así como una pauta de pérdida de peso basada en una alimentación real puede llevarse a cabo con directrices generales como las que he ido exponiendo, la dieta cetogénica y el ayuno intermitente son estrategias que vale la pena realizar con acompañamiento de un terapeuta, para evitar errores que puedan ser contraproducentes.

En relación con la **dieta cetogénica**, se han visto muy buenos resultados en el caso de algunas patologías, como algunos cánceres o enfermedades de tipo neurodegenerativo, pero la pauta debe ser muy personalizada y no reemplaza a otros tratamientos. Respecto a la pérdida de peso, existen estudios que indican que mejora el control de la glucosa y reduce la inflamación.

Con respecto al **ayuno intermitente**, es una buena forma de acelerar el metabolismo, pues se genera un leve estrés que tiene sentido en términos evolutivos: al tener hambre nos preparamos para salir a cazar. Si el ayuno fuera prolongado, entraríamos en modo ahorro (el metabolismo se ralentiza), y el organismo se pondría a minimizar el gasto energético. Por este motivo es importante hacerlo con conocimiento o de la mano de un profesional.

En la práctica, el ayuno intermitente consiste en dejar de ingerir alimentos sólidos desde, aproximadamente, las 20 horas hasta las 12 horas del día siguiente. Durante estas horas, se pueden ingerir líquidos acalóricos, como por ejemplo un café o té, caldos o simplemente agua (más adelante propongo una receta para elaborar un caldo nutritivo y depurativo).

Pero también puede realizarse en versiones más suaves, para aquellas personas que necesitan comer cada poco rato, y que dependen mucho de la glucosa como fuente de energía. Por ejemplo, se pueden hacer ayunos intermitentes de 12 horas con ingestas y 12 horas de ayuno (esta situación no sería tan diferente del ayuno que solemos hacer cuando nos vamos a dormir), o simplemente saltarse alguna comida de modo aleatorio. Y esto en días alternos; es decir, algunos días se come normal, según la pauta, y otros —por ejemplo, martes y viernes— se hace un ayuno intermitente.

Algunos beneficios del ayuno, según Marcos Vázquez García de Fitness Revolucionario, son que reduce los niveles de insulina en sangre y favorece el uso de grasa como combustible (es decir, favorece la flexibilidad metabólica, pues somos capaces de utilizar diferentes rutas metabólicas para obtener energía), eleva la hormona del crecimiento, también implicada en la quema de grasa, aumenta el metabolismo a corto plazo (como motivación ancestral para buscar comida), reduce la inflamación de bajo grado (que, entre otros males, desregula los mecanismos hormonales de hambre-saciedad y gasto energético), a medio plazo te conecta con el hambre real y te libera del hambre emocional, entre otras ventajas relacionadas con la salud, pero no directamente con la pérdida de peso.

PROPUESTA DE CALDO DEPURATIVO PARA REALIZAR AYUNOS INTERMITENTES. El caldo que te propongo es perfecto para beber durante las horas de ayuno pues, además de llevar ingredientes que ayudan a depurar el organismo, es muy concentrado en micronutrientes que, como vimos, son un elemento clave para que el organismo se sienta saciado.

El caldo se elabora como cualquier otro de toda la vida, pero los ingredientes que pondremos son: cebolla, zanahoria, apio, puerro, nabo, 1 c. s. de daikon seco rehidratado, 3 setas shiitake y una tira de alga kombu.

Ya sé que hay algunos ingredientes raros, pero —te aseguro— nada difíciles de conseguir y, sobre todo, te durarán mucho en la despensa, como el daikon seco (que es un rábano asiático delicioso y súper nutritivo y depurativo), o el alga kombu (también muy rica en minerales). El resto son verduras de siempre. Esta es mi propuesta para sacar el máximo partido al ayuno, pero no hace falta que elabores este caldo si lo ves complicado. Cualquier otro a base de hortalizas o verduras estará muy bien. Eso sí, como desechamos las verduras, las setas y el alga, y solo nos tomamos el líquido, es importantísimo que **no pongas sal en el agua de cocción**. Lo haremos así porque, por diferencia osmótica, al poner sal, los minerales de las verduras no pasan al agua (se quedan en las verduras que luego desecharás) y, en cambio, sin sal todos los minerales pasarán al caldo.

18.
5 recetas para disfrutar y probar nuevos alimentos

CHOCOLATE FIT

El chocolate negro contiene teobromina, una molécula parecida a la cafeína, pero que es menos estimulante, y, a la vez, tiene la capacidad de movilizar la grasa. Como el café, también contiene polifenoles, que, entre otras cosas, nos interesan para mantener saludable la microbiota intestinal.

No obstante, es muy importante entender que no todos los chocolates son iguales. Las propiedades benéficas que describo corresponden al chocolate puro (como mínimo 80 % de cacao), bajo en azúcar, endulzado con estevia natural o directamente sin endulzar. Existen algunas marcas comerciales que lo producen, pero elaborarlo en casa es bastante sencillo y una alternativa segura. En cualquier caso, solo debe tomarse de vez en cuando y en cantidad moderada. Yo lo hago en moldes de bombones, y propongo tomar solo uno ocasionalmente.

Ingredientes

- 65 g de manteca de cacao
- 45 g de cacao en polvo
- 25 g de lúcuma*
- Una pizca de sal
- 20-30 ml de endulzante líquido, tipo miel o sirope de agave, melaza de arroz, etc.

* Es una fruta del Perú que nos servirá para endulzar y aromatizar el chocolate; es un energizante natural, rico en algunos micronutrientes como la vitamina B3. Se consigue en polvo en algunos establecimientos especializados.

Elaboración

Derretir la manteca de cacao al baño maría.

Mientras tanto, mezclar los ingredientes secos (cacao, lúcuma y sal).

Añadir la manteca de cacao derretida a los ingredientes secos y mezclar con una varilla hasta que no queden grumos.

Añadir el endulzante.

FRUTOS SECOS BAÑADOS EN CHOCOLATE DE COCO

Otra manera de hacer chocolate, mucho más simple y que queda perfecta como cobertura de frutos secos.

Ingredientes

- ½ taza de cacao amargo, de la mejor calidad posible
- ½ taza de aceite de coco virgen
- ¼ de taza de endulzante líquido (miel, sirope de agave o melaza de arroz)
- Es decir: una parte de cacao, una de aceite de coco y ½ de endulzante. Utilizar estas proporciones según la cantidad que se quiera elaborar.

Elaboración

Derretir el aceite de coco al baño maría.

Agregar el cacao y remover hasta disolverlo perfectamente.

Incorporar el endulzante elegido hasta disolverlo bien.

Cuando la mezcla está bien integrada y derretida, se echan los frutos secos y, una vez impregnados, se retiran y se dejan secar sobre una superficie antiadherente.

Esta receta es genial como snack, pero ¡recuerda no abusar!

GELATINA DE AGAR-AGAR

Es otro de los postres que puedes tomar sin sentirte culpable, siempre que seas prudente con las cantidades.

Ingredientes

- 1 pera troceada (puede reemplazarse por otra fruta que apetezca)
- ½ litro de zumo de manzana o ½ litro de agua con 3 c. s. de concentrado de manzana
- 1 c. p. de ralladura de limón
- 1 c. s. de algas agar-agar en copos

Elaboración

En un cazo, calentar medio litro de zumo de manzana.

Cuando esté a punto de hervir, echar 1 c. s. bien colmada de copos de agar-agar y dejar hervir durante unos 8 minutos.

Pasado este tiempo, las algas se disuelven. En ese momento, añadir la pera troceada y la ralladura de limón. Dejar cocer 3-4 minutos más.

Verter este preparado en los recipientes (suele alcanzar para unos 4 boles de helado) y dejar que se enfríe en la nevera.

BOLAS ENERGÉTICAS DE LIMÓN

Deliciosas y una buena alternativa para desayunar o como snack. A los niños les encantan.

Ingredientes

- 150 g de almendras peladas
- 50 g de coco rallado
- 1 c. s. de aceite de coco virgen
- Ralladura de 1 limón
- 4 dátiles Medjool sin hueso

Elaboración

Poner todos los ingredientes, excepto los dátiles, en la batidora y triturarlos hasta que queden todos bien integrados.

Añadir los dátiles y triturar de nuevo.

Hacer bolitas de 2 a 3 cm de diámetro con las manos húmedas.

Rebozar las bolitas con coco rallado.

Reservar en la nevera.

PIZZA DE PLÁTANO MACHO (gentileza de mi amiga Gina Estapé, Myhealthybites)

Ingredientes

Para la base:

- 3 plátanos machos verdes
- 3 c. s. de aceite de oliva virgen
- 150 ml de agua mineral
- 1 c. s. de orégano
- 1 c. p. de sal marina

Para el pesto:

- 2 tazas de albahaca fresca
- ½ taza de almendras blancas
- ½ taza de aceite de oliva virgen
- 3 c. s. de levadura nutricional
- 1 c. p. de zumo de limón
- Una pizca de sal marina

Para el relleno:

- 2-3 champiñones
- ¼ de calabacín
- 2-3 espárragos verdes
- 5-6 aceitunas verdes o negras
- 1 puerro
- 1 puñado de espinacas frescas

Elaboración

Precalentar el horno a 180 °C.

En una olla con agua hirviendo, añadir los plátanos macho cortados en trozos y cocinar unos 12 minutos. Retirar y dejar enfriar un poco para poder quitar la piel sin quemarse.

Una vez pelados, ponerlos en un procesador de alimentos y triturar con el resto de los ingredientes de la base.

Colocar la masa encima de un trozo de papel de horno. Poner otro encima y extender la masa con un rodillo, formando una base de pizza bien finita. Se puede dar forma redonda o cuadrada, o incluso hacer minipizzas. Una vez extendida, quitar el papel de horno de la parte superior. Colocar la masa en el horno y cocerla unos 30 minutos. Mientras, preparar el pesto triturando todos los ingredientes en un procesador de alimentos. Reservar.

Lavar y cortar el puerro a medias lunas y saltear en una sartén con un poco de aceite de oliva virgen y una pizca de sal durante 10 minutos. Cortar el calabacín a medias lunas, los champiñones a láminas y los espárragos a rodajas o tiras. Cortar todo bien finito y reservar.

Cuando la masa esté hecha, sacar del horno y untar la base con pesto. Luego añadir el puerro salteado, el calabacín, los champiñones, los espárragos y las aceitunas cortadas por la mitad. Cambiar el programa del horno al «programa pizza» (o ponerlo a temperatura máxima). Introducir la pizza y hornear unos 10-12 minutos. Sacar del horno y añadir las espinacas frescas por encima. Dejar enfriar un poco antes de servir.

19.
Cómo seguir: el ABC para perder peso y mantenerse

Tanto si has conseguido alcanzar tu peso deseado como si aún estás en ello, te interesa mantener tu metabolismo lo más activo posible, y tus hormonas funcionando correctamente. Y eso, como vimos, a nivel dietético se consigue con algunas claves concretas. Controlar la ingesta de carbohidratos y escogerlos bien, apostar por grasas de buena calidad, cerrar la puerta a los ultraprocesados, mantener un equilibrio calórico... son algunas de las medidas dietéticas que introduciremos en nuestra vida para siempre.

La manera de alimentarte ya no debería cambiar, aunque hayas perdido los kilos que te sobraban. Es un estilo de vida que te hace sentir, dormir y pensar mejor, estar de mejor ánimo, tener mejor la piel, ir mejor al baño... y seguramente ya lo estés comprobando. **Si ya no te interesa seguir perdiendo peso, puedes flexibilizar la dieta, pero no cambiarla.** Por ejemplo, pasar de ⅔ del plato de verduras a ½, o tomarte un postre de vez en cuando, o una copa de vino si sales con los amigos. También puedes incluir un plato de pasta o una pizza a la semana, si lo echas de menos, aunque las harinas ya no deberían formar parte de tu alimentación. Tú ya has cambiado la manera de alimentarte, entendiendo qué cosas te sientan bien y te ayudan a estar mejor, y te has librado de la tiranía de tu cerebro exigiendo azúcar permanentemente.

Si, en cambio, aún tienes que quitarte de encima unos kilos, no tienes más que continuar con la dieta, idealmente siguiendo los menús propuestos. A continuación, te explico con pautas generales cómo te conviene continuar para seguir perdiendo peso, y cómo si lo que quieres es mantenerte.

CÓMO SEGUIR SI NECESITO CONTINUAR PERDIENDO PESO. Ya has seguido el menú de 10 días que te he propuesto y, probablemente, has empezado a perder peso y a sentir que te deshinchas. En principio, puedes repetir los mismos menús de 10 días, pero lo importante es que comprendas qué cambios puedes hacer en el menú sin que te perjudique. Te recomiendo que mantengas más o menos igual los desayunos y en las comidas del mediodía y la cena montes un plato (si tomas dos, intenta que quepa todo en un único plato para conseguir las proporciones que buscamos) como el que propongo en la página 164.

Fórmula para el desayuno:

- **Proteínas** (huevo, sardinas, caballa, bonito, algún queso de cabra fresco y de buena calidad).
- **Grasas** (semillas, aceites de oliva o de coco virgen, frutos secos, aguacate, yema de huevo, sardinas, caballa, bonito).
- **Hidratos de carbono de absorción lenta** (fruta, pan integral de buena calidad, crep de trigo sarraceno).

Plato mediodía y noche:

- **Consumir ⅓** de proteína animal: huevos, pescado azul pequeño (caballa, boquerones, anchoas, sardinas), pescado blanco, marisco (sepia, gambas), aves, conejo...

    Hidratos de carbono: patata, boniato, tupinambo, legumbres (judías, garbanzos, lentejas, azukis), cereales integrales y pseudocereales (arroz integral, quinua, trigo sarraceno, mijo, maíz ecológico).

    Te recuerdo que, aunque las legumbres son principalmente una fuente de progeína, yo las sitúo en este grupo porque también son ricas en hidratos de carbono y, si quieres perder peso, estos deben computarse.

    Si llevas una alimentación vegetariana, asegúrate las fuentes de proteína vegetal a lo largo de todo el día para que no haya carencias.

- **Consumir ⅔** de: berenjena, ajo tierno, apio, acelgas, brócoli, calabaza, calabacín, alcachofa, cebolla, pepino, coliflor, col lombarda, coles de Bruselas, canónigos, lechuga, escarola, espárragos verdes, espinacas, hinojo, nabo, zanahoria, pimiento rojo/verde, puerro, rúcula, tomate (que en realidad es una fruta, pero lo usamos como verdura), setas, col kale, endivias, remolacha... (sé más prudente con las verduras más dulces, pero, sobre todo, varía, así no hay riesgos de pasarse con nada y, en cambio, te aseguras una nutrición más completa).

  Asegúrate de la presencia de **grasas sanas**: aguacate, frutos secos, semillas, algas marinas, aceitunas, yema de huevo, pescado azul pequeño, aceite de oliva virgen, aceite de coco virgen, ghee o mantequilla clarificada.
- La idea es que vayas reemplazando todo lo que ves en cada porción de la torta, sin miedo. Y escogiendo siempre las cocciones más adecuadas según la temporada o las que mejor te sienten. Si te resulta más simple continuar con el menú, pero quieres variar los alimentos, puedes reemplazar los ingredientes del menú por cualquier otro de su grupo. Si tenías caballa al horno con puré de zanahoria y patata, pero en tu casa hay brócoli y sepia, cambias la zanahoria por brócoli, y la caballa por una sepia a la plancha, sin problemas. Si tenías salteado de hortalizas con arroz semiintegral al toque de curri, pero te apetece tomar quinua, adelante, reemplazas el arroz por tu quinua, y lo estarás haciendo perfecto.
- Las **plantas aromáticas y especias** puedes consumirlas libremente.
- Evita siempre los fritos, las salsas cuyos ingredientes no conoces, el vinagre de Módena o cualquier salsa de soja dulce.
- Simplifica utilizando aceite de oliva virgen y algún vinagre de manzana o de umeboshi (si lo conoces y te gusta).
- Puedes enriquecer tu plato con semillas y frutos secos, pero no te pases, recuerda que son sumamente aconsejables si los tomas con moderación.
- La mayonesa, mejor hacerla casera o, si no, busca una que sea de buena calidad y, de nuevo, no te pases.

¿CÓMO SEGUIR PERDIENDO PESO?

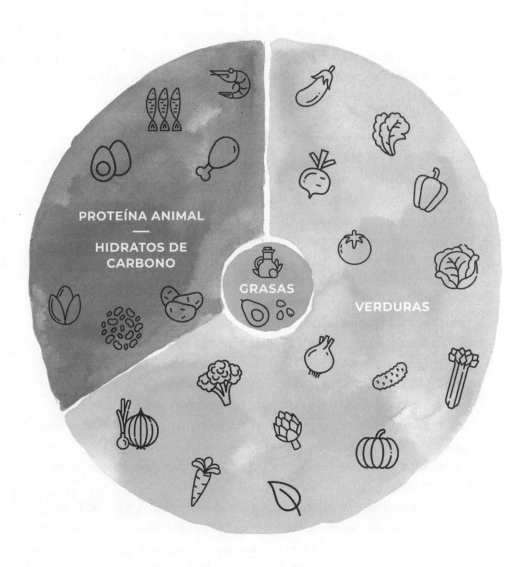

PROTEÍNA ANIMAL
—
HIDRATOS DE
CARBONO

GRASAS

VERDURAS

1/3

PROTEÍNA ANIMAL

Huevos
Pescado azul pequeño
  (caballa, boquerones,
  anchoas, sardinas)
Pescado blanco
Mariscos
Sepia
Gambas
Aves
Conejo...

HIDRATOS DE CARBONO

Patata
Boniato
Tupinambo
Legumbres (judías,
  garbanzos, lentejas,
  azukis)
Cereales integrales y
  pseudocereales
  (arroz integral, quinua,
  trigo sarraceno, mijo,
  maíz eco)

Si llevas una alimentación
vegetariana (y no tomas proteína
animal), asegúrate las fuentes de
proteína vegetal a lo largo de todo el
día para que no haya carencias.

2/3

VERDURAS

Berenjena
Ajo tierno
Apio
Acelgas
Brócoli
Calabaza
Calabacín
Alcachofa
Cebolla
Pepino
Coliflor
Col lombarda
Coles de Bruselas
Canónigos
Lechuga
Escarola
Espárragos verdes
Espinacas
Hinojo
Nabo
Zanahoria
Pimiento rojo/verde
Puerro
Rúcula
Tomate
Setas
Col kale
Endivias
Remolacha

Sé más prudente con las verduras
más dulces, pero sobre todo, varía,
pues así no hay riesgo de pasarse
con nada y, en cambio, te aseguras
una nutrición más completa.

Siempre presentes

GRASAS

Aguacate
Frutos secos
Semillas
Algas marinas
Aceitunas
Yema del huevo
Pescado azul pequeño
Aceite de oliva virgen
Aceite de coco virgen
Ghee o mantequilla
  clarificada

Y no pierdas de vista que:

- Mejor escoger un día para dejar la dieta de lado (incluso planificar de qué manera, qué te apetece tomar de lo que no puedes), que tener varios deslices e intentar compensar después. Como te expliqué, difícilmente el saldo de hacer esto último sea favorable para ti.
- Deja los cubiertos antes de sentirte completamente lleno. Es un buen hábito de vida, quieras o no perder peso.
- Ordena tus ingestas; tienes que conectar y entender cuántas comidas necesitas realmente durante el día.
- Organízate. Con el menú es más fácil, mucho más fácil.
- Si tomas algo a media mañana o a media tarde, sé previsor, ponte algún snack saludable en el bolso.
- Genera un entorno favorable, tanto entre tus amigos y familia, como en tu despensa y nevera. Que las tentaciones estén lo más lejos de ti posible... ¡todos tenemos momentos de debilidad!
- Olvídate del pan, salvo que lo tomes en algún desayuno.
- No tomes pizzas, ni pasta, ya podrás hacerlo de tanto en tanto, cuando estés en fase de mantenimiento.
- Olvídate del alcohol; igual que con la pizza y la pasta, ya tendrás oportunidad de disfrutar de alguna copita.
- Antes de consumir arroz, lentejas, boniato o patata, asegúrate de que hayan pasado 24 horas en la nevera.
- Descansa y muévete.

¿CÓMO MANTENERME? Dijimos que puedes flexibilizar un poco la pauta, pero ¿cómo? A continuación, te lo explico:

- Las proporciones del plato pueden cambiar. Ahora procurarás que **la mitad esté compuesta por vegetales**, y el resto, como antes, con los alimentos que te propuse como fuentes de hidratos de carbono y de proteína. Y siempre asegura la presencia de una fuente de grasas sanas.

- Puedes volver a tomar postres, siempre que tú lo controles y no te controle a ti. Con estos días sin tomar postres la idea era desengancharse. **El mejor postre es siempre la fruta** (o una gelatina de agar-agar con fruta), si te sienta bien. Mi recomendación es que lo tomes con apetito, no cuando ya estás que revientas.

- También puedes tomarte una copa de vez en cuando, si entiendes que no es lo más conveniente para ti, que es una excepción. **La mejor opción para darte el gusto es el vino tinto.** A diferencia de la cerveza, el vino tiene pocos hidratos de carbono y no contiene gluten. Posee una gran cantidad de antioxidantes, a diferencia del vino blanco. Una copa ocasionalmente no debería ser un problema en fase de mantenimiento.

- **Una pizza o un plato de pasta una vez por semana** tampoco debería ser un problema. Idealmente, combínalo con verduras: una ensalada o una crema como entrante, para empezar con mayor saciedad. Intenta que las harinas que utilizas sean de máxima calidad, y que las salsas sean caseras o 100 % naturales.

- **No cambies los desayunos**, es fundamental que mantengan la fórmula que te he presentado para comenzar el día, para activar el metabolismo y conseguir la máxima saciedad y una energía estable.

  Si te apetece un *porridge* **de avena** puedes prepararlo, siempre que tengas en cuenta 5 cosas, que ya te imaginarás cuáles son: 1) una fuente de grasa saludable (por ejemplo, puedes combinarlo con semillas de chía, frutos secos); 2) una fuente de proteína (los frutos secos y las semillas, de nuevo); 3) una bebida vegetal baja en azúcar (en general las de frutos secos tienen mejores cifras que las de cereales); 4) una cantidad limitada

de avena (2-3 cucharas soperas está bien), y 5) endulzar con canela y fruta cortada (nada de otros endulzantes).

- En relación con los **snacks**, mantente dentro de lo propuesto, en la medida de lo posible. Recuerda que siempre es mejor tomar un huevo duro
o unas zanahorias con hummus que cualquier bollería industrial. Un puñado de frutos secos o una pieza de fruta son una opción perfecta (práctica y saludable).

Si observas que vuelves a ganar peso, no tienes más que revisar qué has
cambiado y volver atrás, sin desesperarte. Pero, hazme caso, no vuelvas a aquella alimentación que te llevó a ganar peso y perder salud. Ahora ya conoces las
ventajas de comer saludable.

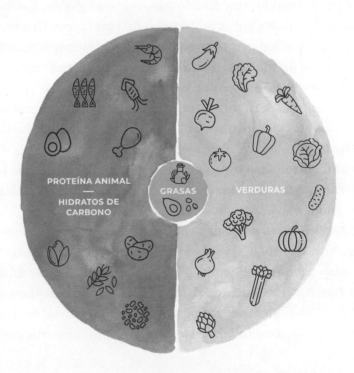

Lozada, V. (2017), «Hambre emocional». <http://nutritionisthenewblack.net/tips/2016/7/1/hambre-emocional>.

O'Connor, Anahad (2018), «How a Low-Carb Diet Might Help You Maintain a Healthy Weight», *The New York Times*, <https://www.nytimes.com/2018/11/14/well/eat/how-a-low-carb-diet-might-help-you-maintain-a-healthy-weight.html>.

Quintas, A. (2017), *Adelgaza para siempre*, Barcelona, Planeta.

Vázquez García, M. (2018), *Fitness revolucionario. Lecciones ancestrales para una salud salvaje. Pierde peso. Gana músculo. Recupera energía*, Madrid, Ediciones Oberon.

Algunos estudios científicos

Dreher, Mark L. (2012), «Pistachio nuts: composition and potential health benefits», *Nutrition Reviews*, volumen 70, número 4, 1 de abril de 2012, pp. 234-240, <https://doi.org/10.1111/j.1753-4887.2011.00467.x>.

Farshchi, H. R., Taylor, M. A., Macdonald, I. A. (2004), «Decreased thermic effect of food after an irregular compared with a regular meal pattern in healthy lean women», *International Journal of Obesity*, 28, pp. 653-660.

Nedeltcheva, Arlet V., Kilkus, Jennifer M., Imperial, Jacqueline, Kasza, Kristen, Schoeller, Dale A., Penev, Plamen D. (2009), «Sleep curtailment is accompanied by increased intake of calories from snacks», *The American Journal of Clinical Nutrition*, 89(1), pp. 126-133, <https://doi.org/10.3945/ajcn.2008.26574>.

Raben, A., Tagliabue, A., Christensen, N. J., Madsen, J., Holst, J. J., Astrup, A. (1994),

«Resistant starch: the effect on postprandial glycemia, hormonal response, and satiety», *The American Journal of Clinical Nutrition*, volumen 60, número 4, 1 de octubre de 1994, pp. 544-551, <https://doi.org/10.1093/ajcn/60.4.544>.

Robertson, Denise M., Bickerton, Alex S., Dennis, A. Louise, Vidal, Hubert, Frayn, Keith N. (2005), «Insulin-sensitizing effects of dietary resistant starch and effects on skeletal muscle and adipose tissue metabolism», *The American Journal of Clinical Nutrition*, volumen 82, número 3, 1 de septiembre de 2005, pp. 559-567, <https://doi.org/10.1093/ajcn/82.3.559>.

St-Onge, M.-P., McReynolds, A., Trivedi, Z. B., Roberts, A. L., Sy, M., Hirsch, J. (2012), «Sleep restriction leads to increased activation of brain regions sensitive to food stimuli», *The American Journal of Clinical Nutrition*, 95(4), pp. 818-824. <http://doi.org/10.3945/ajcn.111.027383>.

Tabata, I., Nishimura, K., Kouzaki, M., Hirai, Y., Ogita, F., Miyachi, M., Yamamoto, K. (1996), «Effects of moderate-intensity endurance and high-intensity intermittent training on anaerobic capacity and VO2max», *Medicine & Science in Sports & Exercise*, 28(10), pp. 1.327-1.330, octubre de 1996.

Wewege, M., Van den Berg, R., Ward, R. E., y Keech, A. (2017), «The effects of high intensity interval training vs. moderate intensity continuous training on body composition in overweight and obese adults: a systematic review and meta analysis», *Obesity Reviews*, 18, pp. 635-646, doi: 10.1111/obr.12532.

Agradecimientos

A todos los profesionales de la salud que valientemente cuestionáis el modelo de alimentación más convencional y le plantáis cara a la industria de los alimentos proponiendo nuevos enfoques con rigor y —sobre todo— con sentido común.

A Núria, porque apostaste por mí, cuando ni siquiera yo lo hacía; porque hiciste grande el *Pierde peso*; y porque para mí es un honor trabajar a tu lado.

A Laura, mi editora, porque, gracias a ti, escribir un libro fue un poco más sencillo.

A mis compañeros de redacción, porque cada día aguantáis con cariño a esta argentina maldormida que habla raro. A ti, Gina, mi media naranja dietética, que generosamente compartes conmigo tus geniales recetas.

A mis amigas, porque, aunque nos veamos poco, el tiempo no pasa. A Lía y a Twin, gracias por estar ahí cada día.

A papá y a Agus, mi pequeña familia que resurgió de las cenizas. Gracias por aceptar con amor mi decisión de vivir lejos, siempre los extraño. Y a Chela, porque te uniste a nosotros y nos hiciste mejores.

A mamá, donde estés, sé que me acompañás.

A Ana, Jacques y Paul, porque me recibieron en su familia con los brazos abiertos.

A Alex, porque, a los poquitos meses de tener a Juno, me ayudaste a fabricar tiempo para poder sentarme a estudiar y escribir; porque no dudas en recorrer conmigo el camino de la deconstrucción y el feminismo, y en ir juntos a la par;

porque me hacés lugar en la cocina (sé que me metí en tu terreno) a mí y a mis *frikadas*; porque aceptás con amor y alegría el reto de enseñar a nuestros niños a comer sano; porque creés en mí y me ayudás a creer en mí; porque sos el mejor compañero de vida y, al lado tuyo, yo voy a donde sea.

A mis niños, porque en cada momento me exigen y me regalan presencia; porque le dan sentido a todo; porque ustedes, sin saberlo, son mis verdaderos maestros.

Descubre tu próxima lectura

Si quieres formar parte de nuestra comunidad,
regístrate en **libros.megustaleer.club**
y recibirás recomendaciones personalizadas

Penguin
Random House
Grupo Editorial

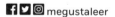 megustaleer